YINGYANG YU SHIPIN WEISHENG XUE
SHIYAN ZHIDAO

营养与食品卫生学
实验指导

杨丽丽　　王冬亮　　主编

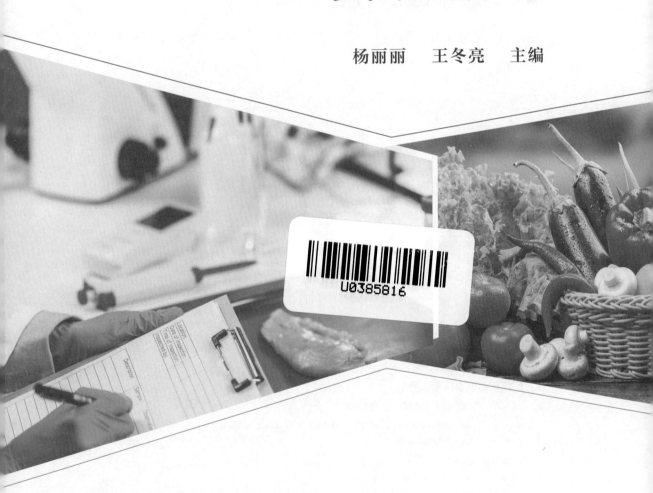

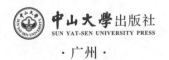 中山大学出版社
SUN YAT-SEN UNIVERSITY PRESS
·广州·

图书在版编目（CIP）数据

营养与食品卫生学实验指导 / 杨丽丽，王冬亮主编 . —广州：中山大学出版社，2023.8

ISBN 978 - 7 - 306 - 07859 - 9

Ⅰ . ①营… 　Ⅱ . ①杨… ②王… 　Ⅲ . ①营养学—高等学校—教材 ②食品卫生学—高等学校—教材 　Ⅳ . ①R15

中国国家版本馆 CIP 数据核字（2023）第 136750 号

出　版　人：王天琪
策划编辑：吕肖剑
责任编辑：吕肖剑
封面设计：曾　斌
责任校对：林　峥
责任技编：靳晓虹
出版发行：中山大学出版社
电　　话：编辑部 020 - 84110283，84113349，84111997，84110779，84110776
　　　　　发行部 020 - 84111998，84111981，84111160
地　　址：广州市新港西路 135 号
邮　　编：510275　传　　真：020 - 84036565
网　　址：http：//www. zsup. com. cn　E-mail：zdcbs@ mail. sysu. edu. cn
印　刷　者：广州市友盛彩印有限公司
规　　格：787mm×1092mm　1/16　14 印张　358 千字
版次印次：2023 年 8 月第 1 版　2023 年 8 月第 1 次印刷
定　　价：58.00 元

编委会名单

主　　编：杨丽丽　王冬亮

编　　委：（排名不分先后）

　　　　　夏　敏　朱惠莲　刘兆敏　冯　丹

　　　　　李　丹　房爱萍　柳　雁

目录

Contents

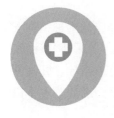

实验一 ｜ 食物样品的采集与制备

食品采样是从较大批量食品中抽取能较好地代表其总体样品的方法。食品安全监督部门或食品企业可以通过食品采样来了解、判断和评价食品的营养价值与卫生质量，查明食品在生产过程中的卫生状况，或协助企业找出生产环节中存在的主要卫生问题。正确采集、保存和制备食品样品是保障食品检测结果准确的关键，也是营养与食品卫生专业人员必须掌握的一项基本技能。

一、食品样品的采集

（一）实验目的

食品采样的目的是鉴定食品的营养价值和卫生质量，包括食品中营养成分的种类和含量，食品及其原料、添加剂、设备、容器、包装材料中是否存在有毒有害物质及其种类、性质、来源、含量、危害，等等；是监测评价人群食品营养水平、进行营养指导、开发营养食品和新资源食品，从事食品卫生监督管理、制定国家食品质量及安全标准的基本手段和重要依据。

（二）样品分类

1. 客观样品

在日常卫生监督管理工作过程中，为掌握各类食品的卫生质量，对食品企业生产销售的食品应进行定期或不定期的抽样检验。这是在未发现食品不符合卫生标准的情况下，按照日常计划在生产单位或零售店进行的随机抽样。通过这种抽样，有时可发现存在的问题和食品不合格的情况，也可积累资料，客观反映各类食品的卫生质量状况。为此目的而采集供检验的样品称为客观样品。该抽样的特点为无针对性。

2. 选择性样品

在卫生检查中发现的某些可疑或可能不合格的食品，或消费者举报或投诉时需要查清的可疑食品和食品原料；可能有污染或造成食物中毒的可疑食品；为查明食品污染来源、污染程度和污染范围或食物中毒原因，以及食品卫生监督部门或企业检验机构为查清类似问题而采集的样品，称为选择性样品。

3. 制定食品安全标准的样品

为制定某种食品卫生标准，选择较先进、具有代表性的工艺条件下生产的食品进行采样，可在生产单位或销售单位采集一定数量的样品进行检测。

（三）采样原则

1. 代表性

大多数情况下，待鉴定食品不可能全部进行检测，而只能抽取其中的一部分作为样品，通过对样品的检测来推断该食品总体的营养价值或卫生质量。因此，所采的样品应能够较好地代表待鉴定食品各方面的特性，反映总体水平。若所采样品缺乏代表性，无论其后的检测过程和环节多么精确，其结果都难以反映总体情况，常会导致错误的判断和结论。在采样时还要考虑到加工批号、原料情况、加工方法、运输储存条件、销售中的各个环节等可能对食品卫生质量有重要影响的因素，并且采样时要保证随机抽样、正确布点。

2. 典型性

被污染或怀疑被污染的食品、引起中毒或怀疑引起中毒的食品、掺假或怀疑掺假的食品样品采集要具有典型性，并依不同性状进行分类、记录。若食品被污染或怀疑被污染，应采集接近污染源的食品或易受污染的那一部分食品，同时采集确实未被污染的同种食品作为空白对照。食物中毒样品采集应根据中毒症状、可疑中毒物性质采集可能含毒量最多的样本；中毒者呕吐物、排泄物、胃肠内容物、吃剩下的食物、餐具（未洗刷）、药品等是最好的检测材料。掺假或怀疑掺假的食品应采集有问题的典型样品，而不能用均匀样品代替。

3. 真实性

采样人员应亲临现场采样，以防止在采样过程中出现作假或伪造样品。所有采样用具都应清洁、干燥、无异味，无污染食品的可能。应尽量避免使用对样品可能造成污染或影响检验结果的采样工具和采样容器。

4. 适量性

采样数量应根据检验目的和检验项目对样品量的需要而定，1式3份，分别供检验、复验与备查或仲裁用。每份样品的数量不少于全部检验项目需要量的3倍。一般散装样品每份不少于0.5 kg。罐头、瓶装食品或其他小包装食品，应根据批号随机取样。同一批号取样件数为：250 g以上的包装不得少于6个，250 g以下的包装不得少于10个。对于食源性疾病及食品安全事件相关的食品样品，采样量应满足食源性疾病诊断和食品安全事件病因判定的检验要求。

5. 及时性

及时采样并及时送检将会为正确诊断和治疗病人提供帮助。被检物质容易随时间推移而变化，尤其是检测样品中水分、微生物等易受环境因素影响的指标。样品中含有挥发性物质或易分解破坏的物质时，应及时去现场采样，并尽可能缩短从采样到送检的时间。

6. 程序性

采样、送检、留样备查和出具报告均按规定程序进行，各阶段都要有完整的手续，明确责任。

（四）主要器具

1. 采样工具

（1）常用工具：钳子、螺丝刀、小刀、剪刀、镊子、罐头及瓶盖开启器、手电筒、蜡笔、圆珠笔、胶布、记录本、照相机等。

（2）专用工具：长柄勺，适用于散装液体样品采集；玻璃或金属采样管，适用于深型桶装液体食品采样；金属探管和金属探子，适用于采集袋装的颗粒或粉状食品；双层导管采样器，适用于奶粉等的采样，可防止奶粉等采样时受外环境污染；采样铲，适用于采集散装较大颗粒食品，如花生等；长柄匙或半圆形金属管，适用于较小包装的半固体样品采集；电钻、小斧、凿子等，可用于采集已冻结的冰蛋；搅拌器，适用于桶装液体样品的搅拌。

2. 采样容器

盛装样品的容器应根据检验项目，选用硬质玻璃或聚乙烯塑料制品等，可以是瓶式、试管式或袋式。容器应密封，完整无损，内壁光滑、清洁、干燥，不含有待测物质及干扰物质。容器及其盖、塞应不影响样品的气味、风味、pH 及食物成分；盛装液体或半液体样品应有防水、防油功能，常用带塞玻璃瓶、广口瓶、塑料瓶等。酒类、油性样品不宜用橡胶塞；酸性食品不宜用金属容器；测农药用的样品不宜用塑料容器；黄油不能和纸或任何吸水吸油的表面接触；盛装固体或半固体样品可用广口玻璃瓶、不锈钢或铝制盒或盅、搪瓷盅、塑料袋等；采集粮食等大食品时应准备四方搪瓷盘供现场分样用；在现场检查面粉时，可用金属筛筛选，检查有无昆虫或其他机械杂质等。

4. 采样工具、容器灭菌方法

盛装样品的容器应根据材质的不同选择高压蒸汽或干烤灭菌消毒；玻璃吸管、长柄勺、长柄匙，要单个用纸包好或用布袋包好，经干烤灭菌后使用；采样用棉拭子、规格板、生理盐水、滤纸等均要分别用纸包好，经干烤或高压灭菌消毒备用，一次性采样拭子和纸片注意在保质期内使用；镊子、剪子、小刀等用具，使用前需在酒精灯上灼烧消毒；消毒好的用具和运送培养基等需要专人妥善保管，定期更换并防止污染。

（五）采样方法

1. 一般方法

采样通常有两种方法：随机抽样和代表性取样。

（1）随机抽样：指按照随机的原则，从待分析的整批物料中抽取出一部分样品。随机抽样时，要求使整批物料的各个部分都有被抽到的机会。

（2）代表性取样：指用系统抽样法进行采样，即已经掌握了样品随空间（位置）和时间变化的规律，按照这个规律采集样品，从而使采集到的样品能代表其相应部分的组成和质量，如对整批物料进行分层取样、在生产过程的各个环节取样、定期从货架上采取陈列不同时间的食品的取样等。

两种方法各有利弊。随机抽样可以避免人为的倾向性，但是，在有些情况下，如难以混匀的食品（如黏稠液体、蔬菜等）的采样，仅仅使用随机抽样法是不够的，还需要结合代表性取样，从有代表性的各个部分分别取样。因此，在实际工作中有时采用随机抽样与代表性取样相结合的方式。

2. 具体样品的采样操作

（1）有完整包装的食品。

1）大包装食品：有完整包装（桶、箱、袋等）的大包装食品先按公式"$\sqrt{总件数/2}$"确定采样件数，在食品堆放的不同部位取出选定的大包装后，用采样工具在每一包装的上、中、下 3 层取出 3 份样。采得的样品可用"四分法"进行缩分，做成平均样品，即将采得的原始样品充分混匀，倒在清洁的玻璃板或塑料布上，压平成厚度约 3 cm 的规则形状，划十字线把样品分成 4 等份，取对角线的 2 份混合，再同样分为 4 份，取对角的 2 份，继续此操作直至取得所需采样数量为止。

2）小包装食品：袋装、瓶装、罐装的定型小包装食品（每包少于 500 g），可按生产日期、班次、包装、批号随机采样；一般同一批号取样件数为，250 g 以上的包装不少于 6 个，250 g 以下的包装不少于 10 个。如果小包装外还有大包装（纸箱等），可在堆放的不同部位抽取一定数量的大包装，打开包装，从每个大包装中抽取小包装，再缩减到所需采样数量。

（2）散装食品。

1）液体、半液体食品：以一池、一缸等为 1 个采样单位，即每一池或每一缸搅拌均匀后采集 1 份样品；若池或缸过大，可按高度等距离分上、中、下 3 层，在各层的四角和中央各取等量样品混合后再取检验所需样品；流动液体可定时定量从输出的管口取样，混合后再取检验所需样品。

2）固体食品：大量的散装固体食品，如粮食、油料种子、豆类、花生等，可采用分区分层法采样。对在粮堆、库房、船舱、车厢里堆积的食品进行采样，可采用分层采样法，即分上、中、下 3 层或等距离多层，在每层的中心及四角分别采取等量小样，混合为初级样品；对大面积平铺散装食品可先分区，每区面积不超过 50 m² ，并各设中心、四角 5 个点，2 区以上者相邻 2 区分界线上的 2 个点为共有点，例如 2 区共设 8 个点，3 区共设 11 个点，以此类推。边缘上的点设在距边缘 50 cm 处。各点采样数量一致，混合为初级样品；初级样品可按上述"四分法"处理，得到平均样品。

（3）其他食品。

1）肉类：根据不同分析目的和要求而定。在同质的一批肉中，可采用 3 层 5 点法，即以四角和中间设采样点，每点从上、中、下 3 层均匀采取可食部分的若干小块，混合为 1 个样本。如品质不同，可将肉品分类后再分别取样。也可按分析项目的要求重点采取某一部位。

2）鱼类：经感官检查质量相同的鱼采用上述 3 层 5 点法。一般鱼类都采集完整个体。较大的（0.5 kg 左右）3 条作为 1 份样品；小鱼（虾）可随机采取多个检样，形成混合样品，每份 0.5 kg。大鱼可只割取其局部作为样品，可从头、体、尾各部位取样。

3）蛋类：按一定个数取样，也可根据检验目的将蛋黄、蛋清分开取样。蛋及蛋制品取样每份不少于 200 g。

4）烧烤熟肉（猪、鹅、鸭）：检查表面污染情况，采样方法可用表面涂抹法，即用灭菌棉拭子沾湿灭菌生理盐水抹擦表面一定面积后，放入灭菌生理盐水管。大块熟肉采样可在肉块四周外表均匀选择几个点。烧烤鹅、鸭 1 只为 1 个样品，以胸、腹、背、头、肛门为采样部位。如需做其他理化指标检查，可以每只（或一大块肉）为单位，采取有代表性的若干小块 500 g 为 1 份样品，放入广口玻璃瓶中送检。

5）冷冻食品：对大块冷冻食品，应从几个不同部位采样，在样品检验前，要始终保持样品处于冷冻状态。样品一旦溶化，不可使其再冻，保持冷却即可。

6）果蔬：体积较小的（如山楂、葡萄等），可随机采取若干个整体作为检样，切碎、混匀形成原始样品；体积较大的（如西瓜、苹果、菠萝等），可按成熟度及个体大小的组成比例选取若干个个体作为检样，对每个个体按生长轴纵剖分 4 份或 8 份，取对角线 2 份，切碎、混匀得到原始样品；体积蓬松的叶菜类（如菠菜、小白菜等），可抽取一定数量的检样，混合后捣碎、混匀形成原始样品。

（六）实验步骤

1. 采样准备

采样前必须审查待鉴定食品的所有证件。

2. 现场调查

了解待鉴定食品的一般情况，记录食品种类、数量、批号、生产日期、加工方法、贮运条件（包括起运日期）、销售卫生情况，观察该批食品的整体情况，包括感官性状、品质、贮藏、包装情况等。

3. 样品采集

正确采样是鉴定食品的关键环节，根据研究目的和样品的种类选择适当的采集方法，严格遵守无菌操作规程进行采样。

4. 样品运送

样品在运送过程中不应受到污染和发生变质，容器要洁净、干燥、密封性好、避光，同时注意温度。如感官鉴定发现送检样品发生变质，则不再进行检验；如感官鉴定出样品不符合安全标准，则直接判为不合格产品。

（七）注意事项

（1）一切采样工具（如采样器、容器、包装纸等）都应清洁、干燥、无异味，不应将任何杂质带入样品中。即在样品采集、包装、运送过程中使用的所有材料不能对样品的分析结果产生任何可能的影响。例如，做 3，4 - 苯并芘测定的样品不可用石蜡封瓶口或用蜡纸包，因为有的石蜡含有 3，4 - 苯并芘；做汞测定的样品不能使用橡皮塞。供微生物检验用的样品，应严格遵守无菌操作规程。

（2）感官性质极不相同的样品，切不可混在一起，应另行包装，并注明其性质。

（3）做好现场采样记录。现场采样记录应采用固定格式的采样文本，其内容包括：采样目的、被采样单位名称、采样地点、样品名称、检验项目、编号；被采样品产地、商标、数量、生产日期、批号和编号；样品状态、包装类型及规格、贮运条件及感官所见、采样方式；采样现场环境条件（包括温度、湿度及一般卫生状况）、采样日期、采样单位或采样人及被采样单位负责人签字；检验项目、标准依据及采样人；等等。无采样记录的样品，不应接受检验。采样记录一式两份，1 份交被采样单位，1 份由采样单位保存。

（4）采样后应迅速送往检测室进行分析检测，以免样品发生变化。所采集的生鲜样品应尽快在抽样当天运送到检测室，常温保存的定型包装样品可在两天内运送到检测室。

（5）在进行检测之前样品不得被污染，要设法保持样品原有微生物状况和理化指标不变。例如，做黄曲霉毒素 B_1 测定的样品，要避免阳光、紫外灯照射，以免黄曲霉毒素 B_1 发生分解。采集的每一份非定型包装样品应当独立放入洁净的塑料袋（瓶）中，不同样品不得放入同一个塑料袋（瓶）内；盛装样品后塑料袋（瓶）应密封以预防可能存在的外界污染。

（6）样品在检验结束后一般应保留至少 1 个月，以备需要时复查，保留期限从检验报告单签发之日算起。易变质食品不予保留。保留样品应加封后存放在适当的地方，并尽可能保持其原状。留样方法可根据食品种类、性质、检验项目、保留条件及合同中的有关规定来决定。对检验结果有怀疑或有争议时，可对样品进行复验。

二、食品样品的制备和预处理

（一）样品的制备

按采样规程采取的样品往往数量较多、颗粒较大、组成不够均匀，为了确保分析结果的正确性，必须对采集到的样品进行适当的处理，以保证样品十分均匀，使在分析时采取任何部分都能代表全部样品的成分。

样品的制备指对采取的样品进行分取、粉碎、混匀等处理工作。应根据待鉴定食品的性质和检测要求采用不同的制备方法。

1. 液体、浆体或悬浮液体

如牛奶、饮料、植物油及各种液体调味品等，一般将样品摇匀、充分搅拌。常用的简便搅拌工具是玻璃搅拌棒，还有带变速功能的电动搅拌器，可以任意调节搅拌速度。

2. 互不相溶的液体（如油与水的混合物）

应首先将不相溶的成分分离，然后分别进行采样，再制备成平均样品。

3. 固体样品

应用切细、粉碎、捣碎、研磨等方法将样品制成均匀可检状态。水分含量少、硬度较大的固体样品（如谷类）可用粉碎机或研钵研磨均匀；水分含量较高、韧性较强的样品（如肉类），取可食用部分放入绞肉机中绞匀；高脂肪固体样品（如花生、大豆等）需冷冻后立即粉碎；质地软的样品（如水果、蔬菜）多用匀浆法，取可食用部分放入组织捣碎机中捣匀。为控制颗粒度均匀一致，可采用标准筛过筛。经过磨碎过筛的样品，必须进一步充分混匀。固体油脂应加热熔化后再混匀。

4. 罐头食品

水果罐头在捣碎前必须清除果核；肉禽罐头应预先清除骨头；鱼类罐头要剔除鱼刺及调味品（葱、辣椒及其他）后再捣碎。常用捣碎工具有高速组织捣碎机等。

当采集样品（固体或散装）的数量过多时，常采用四分法缩样。

（二）样品的预处理

根据食品种类、理化性质和检测项目的不同，供测试的样品往往还需要做进一步的处理，以去除食品的杂质或某些组分对分析测定的干扰。有些被测组分在样品中含量很低时，测定前还必须对样品进行浓缩。

样品的预处理是指利用化学或物理方法对样品进行分解、提取、浓缩等操作过程。处理原则包括消除干扰因素、完整保留被测组分、使被测组分浓缩、选用的分离富集方法应简便。

常用的预处理方法如下。

1. 有机物破坏法

该方法式主要用于食品中无机元素如 K、Na、Ca、P、Fe 等的测定。食品中的这些金属离子常与食物中的蛋白质等有机物质结合成为难溶的或难于离解的有机金属化合物，使检测难以进行。因此通常采用高温或高温结合强氧化条件，使有机物质分解并成气态逸散，待测成分残留下来。方法分为：湿消化法、干灰化法和水解法。

（1）湿消化法：通常是在适量的食品样品中加入硝酸、高氯酸、硫酸等强氧化性酸，结合加热来破坏有机物，使待测无机成分释放出来。有时还要加一些氧化剂（如高锰酸钾、过氧化氢等）或催化剂（如硫酸铜、硫酸钾、二氧化锰、五氧化二矾等）以加速样品的氧化分解。湿消化法的优点是分解有机物的速度快、所需时间短、加热温度较低，可以减少待测成分的挥发损失；缺点是在消化过程中会产生大量的有害气体，操作必须在通风橱中进行，消化初期易产生大量泡沫外溢，试剂消耗较多，必须做空白试验。

（2）干灰化法：通常是将样品放在坩埚中，在高温灼烧下使食品样品脱水、焦化，并在空气中氧的作用下使有机物氧化分解成二氧化碳、水和其他挥发性气体，剩下无机物供测定用。灰化温度一般为 500～600 ℃，灰化时间一般为 4～6 h。干灰化法的优点是有机物分解彻底、操作简单、需要设备少、消耗试剂少、灰分体积小，可处理较多的样品，适合做大批量样品的前处理；缺点是所需时间长，由于敞口灰化、温度高，容易造成被测成分的挥发损失。Pb、As、Hg、Sb 等元素的测定不适合用干灰化法。

（3）水解法：包括酸水解、碱水解和酶水解。

2. 挥发法和蒸馏法

挥发法和蒸馏法是利用待测成分挥发性的差异将其转变成气体，或通过化学反应将其转变成为挥发性的气体，而与样品基体成分相分离，分离出来的气体经吸收液或吸附剂收集后用于测定，也可直接导入测定仪器测定。

3. 溶剂提取法

溶剂提取法是食品检验中最常用的分离方法。依据相似相溶原理，利用混合物中各组分在某种溶剂中溶解度的不同，用适当的溶剂将某种成分从固体样品或样品浸提液中提取出来，而与其他基体成分分离。溶剂提取法可分为浸提法和液 – 液萃取法。

4. 色层分离法

色层分离法又称层析分离法或色谱分离法。这类方法的分离原理是，利用物质在流动相与固定相间分配系数差异——当两相做相对运动时，物质组分在两相之间进行多次分配，分配系数大的组分迁移速度慢，反之则迁移速度快——实现组分的分离。此类分离方法的优点是分离效率高，能将各种性质极相似的组分彼此分开，而且分离过程往往就是鉴定过程。因此，色层分离法是食品检验中一类重要而常用的分离方法。

5. 沉淀分离法

该法是利用沉淀反应进行分离的方法。在试样中加入适当的沉淀剂，使被测组分沉淀下来或将干扰组分沉淀下来，再经过滤或离心把沉淀和母液分开，从而达到分离目的。

6. 浓缩法

当待测试液体积很大、待测组分浓度很低时，测定前需进行浓缩，以提高被测组分的浓度。常用的浓缩方法有常压浓缩法和减压浓缩法。

（三）注意事项

（1）样品预处理过程中要防止样品的交互污染。当使用残留了前一个样品组分的容器处理后续样品时，前一个样品的组分会或多或少被带入后续样品，样品交叉污染便产生，尤其是当前者组分含量显著高于后者时，则污染程度较严重，甚至难以消除。样品污染在分析过程中的任何一步都可能产生。

（2）所采样品在分析之前应妥善保存，避免样品发生受潮、挥发、风干、变质等现象，以保证其中的成分不发生变化。样品采集后应迅速化验。

（3）在样品制备过程中，应注意防止易挥发性成分的逸散和避免样品组成和理化性质发生变化。

（4）样品制备过程中不能引入其他干扰物。选择适当的样品处理方法，避免所用试剂和容器带来干扰物。

三、思考题

（1）采样的要求有哪些？样品有哪些种类？

（2）样品预处理的原则和方法有哪些？

（3）食品样品分析的程序包括哪些步骤？

（房爱萍）

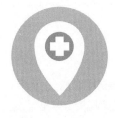

实验二 │ 食品中蛋白质含量的测定

蛋白质（protein）是机体细胞、组织和器官的重要组成成分，是一切生命的物质基础。蛋白质主要由 C、H、O、N 等元素组成，其元素组成特点是含有氮。一般而言，不同蛋白质的含氮量均很接近，平均约为 16%，即每克氮相当于 6.25 g 蛋白质。因此，测定食物样品中含氮量就可以推算出其蛋白质的含量。

一、目的与要求

（1）学习凯氏定氮法测定食品中蛋白质的原理。

（2）掌握凯氏定氮法的操作技术，包括样品的消化处理、蒸馏、滴定及蛋白质含量计算等。

二、实验原理

蛋白质是含氮的有机化合物。食品蛋白质在浓硫酸和催化剂共同加热下被消化分解，产生的氨与硫酸结合生成硫酸铵；然后加碱蒸馏使氨游离，用硼酸吸收后以盐酸标准滴定溶液进行滴定，根据酸的消耗量计算含氮量，再乘以蛋白质换算系数，即得蛋白质的含量。

除蛋白质外，食品中还含有其他含氮物质（游离氨基酸、嘌呤、吡啶、尿素、硝酸盐和氨等），所以通过凯氏定氮法测定的蛋白质称为粗蛋白。

三、试剂与仪器

1. 试剂

除非另有说明，本方法所用试剂的纯度均为分析纯，水为《分析试验室用水规格和试验方法》（GB/T 6682）规定的三级水。

（1）硫酸铜（$CuSO_4 \cdot 5H_2O$）。

（2）硫酸钾（K_2SO_4）。

（3）硫酸（H_2SO_4）。

（4）硼酸（H_3BO_3）。

（5）氢氧化钠（NaOH）。

（6）95% 乙醇（C_2H_5OH）。

（7）甲基红指示剂（$C_{15}H_{15}N_3O_2$）。

（8）溴甲酚绿指示剂（$C_{21}H_{14}Br_4O_5S$）。

（9）亚甲蓝指示剂（$C_{16}H_8ClN_3S \cdot 3H_2O$）。

（10）盐酸（HCl）。

（11）待测食品样品。

2. 试剂配置

（1）硼酸溶液（20 g/L）：称取 20 g 硼酸，加水溶解后并稀释至 1000 mL。

（2）氢氧化钠溶液（400 g/L）：称取 40 g 氢氧化钠，加水溶解后放冷，并稀释至 100 mL。

（3）盐酸标准滴定溶液〔c（HCl）= 0.05 mol/L〕。

（4）甲基红乙醇溶液（1 g/L）：称取0.1 g甲基红，溶于95%乙醇，用95%乙醇稀释至100 mL。

（5）亚甲基蓝乙醇溶液（1 g/L）：称取0.1 g亚甲基蓝，溶于95%乙醇，用95%乙醇稀释至100 mL。

（6）溴甲酚绿乙醇溶液（1 g/L）：称取0.1 g溴甲酚绿，溶于95%乙醇，用95%乙醇稀释至100 mL。

（7）A混合指示液：2份甲基红乙醇溶液与1份亚甲基蓝乙醇溶液临用时混合。

（8）B混合指示液：1份甲基红乙醇溶液与5份溴甲酚绿乙醇溶液临用时混合。

3. 仪器

（1）天平：感量为1 mg。

（2）自动微量凯氏定氮仪。

（3）微量凯氏定氮蒸馏装置（如图2-1所示）。

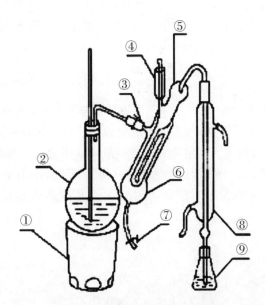

图2-1 微量凯氏定氮蒸馏装置

注：①电炉；②水蒸气发生器（2 L平底烧瓶）；③螺旋夹；④小漏斗及棒状玻璃塞（样品入口处）；⑤反应室；⑥反应室外层；⑦橡皮管及螺旋夹；⑧冷凝管；⑨蒸馏液接收瓶。

四、实验步骤

（一）凯氏定氮法

1. 样品消化

称取具有代表性的固体试样0.2～2 g、半固体试样2～5 g或液体试样10～25 g，精确至0.001 g，移入干燥的100 mL、250 mL或500 mL定氮瓶中，加入0.4 g硫酸铜、6 g硫酸钾及20 mL硫酸，轻摇后于瓶口放一小漏斗，将瓶以45°斜支于有小孔的石棉网上。

小心加热，待内容物全部碳化、泡沫完全停止后加强火力，并保持瓶内液体微沸，至液体呈蓝绿色并澄清透明后，再继续加热 0.5 ～ 1 h。取下自然常温放冷，小心加入 20 mL 水，放冷后，移入 100 mL 容量瓶中，并用少量水洗定氮瓶，洗液并入容量瓶中，再加水至刻度，混匀备用。同时做试剂空白试验：取与样品消化相同的硫酸铜、硫酸钾、浓硫酸，按以上同样方法进行消化，冷却，加水定容至 100 mL，得试剂空白消化液。

2. 蒸馏、吸收和滴定

按图 2 - 1 装好定氮蒸馏装置，向水蒸气发生器内装水至 2/3 处，加入数粒玻璃珠，加甲基红乙醇溶液数滴及数毫升硫酸，以保持水呈酸性，加热煮沸水蒸气发生器内的水并保持沸腾。向接受瓶内加入 10 mL 硼酸溶液及 1 ～ 2 滴 A 混合指示剂或 B 混合指示剂，并使冷凝管的下端插入液面下，根据试样中氮含量，准确吸取 2 ～ 10 mL 试样处理液，由小玻杯注入反应室，以 10 mL 水洗涤小玻杯并使之流入反应室内，随后塞紧棒状玻塞。将 10 mL 氢氧化钠溶液倒入小玻杯，提起玻塞使其缓缓流入反应室，流尽后立即将玻塞盖紧，并水封。夹紧螺旋夹，开始蒸馏。蒸馏 10 min 后移动蒸馏液接收瓶，液面离开冷凝管下端，再蒸馏 1 min。然后用少量水冲洗冷凝管下端外部，取下蒸馏液接收瓶。尽快以盐酸标准滴定溶液滴定至终点，如用 A 混合指示液，终点颜色为灰蓝色；如用 B 混合指示液，终点颜色为浅灰红色。同时做试剂空白试验。

（二）自动凯氏定氮仪法

称取充分混匀的固体试样 0.2 ～ 2 g、半固体试样 2 ～ 5 g 或液体试样 10 ～ 25 g（相当于 30 ～ 40 mg 氮），精确至 0.001 g，置于消化管中，再加入 0.4 g 硫酸铜、6 g 硫酸钾及 20 mL 硫酸于消化炉进行消化。当消化炉温度达到 420 ℃之后，继续消化 1 h，此时消化管中的液体呈绿色透明状，取出冷却后加入 50 mL 水，于自动凯氏定氮仪（使用前加入氢氧化钠溶液、盐酸标准溶液以及含有混合指示剂 A 或 B 的硼酸溶液）上实现自动加液、蒸馏、滴定和记录滴定数据的过程。

五、结果计算

试样中蛋白质的含量按下式计算：

$$X = \frac{(V_1 - V_2) \times C \times 0.014}{\dfrac{m}{100} \times 10} \times F \times 100$$

式中：

X：试样中蛋白质的含量，单位为克每百克（g/100 g）；

V_1：试样消耗盐酸标准滴定液的体积，单位为毫升（mL）；

V_2：试剂空白消耗盐酸标准滴定液的体积，单位为毫升（mL）；

C：盐酸标准滴定液的浓度（mol/L）；

0.014：1.0 mL 盐酸 [$c(HCl)$ = 1.00 mol/L] 标准滴定溶液相当的氮的质量，单位为克（g）；

m：试样的质量，单位为克（g）；

F：氮换算为蛋白质的系数。一般食物为 6.25，乳制品为 6.38，面粉为 5.70，高粱为

6.24，花生为5.46，米为5.95，大豆及其制品为5.71，肉与肉制品为6.25，大麦、小米、燕麦、裸麦为5.83，芝麻、向日葵种子为5.30。

六、注意事项及说明

（1）消化要在通风橱内进行，消化时要把吸附在管壁上的食物用少量硫酸冲下，使消化完全。

（2）消化时，若样品含糖高或含脂较多，需注意控制加热温度，以免大量泡沫喷出凯氏烧瓶，造成样品损失。可加入少量辛醇、液体石蜡或硅消泡剂减少泡沫产生。

（3）消化时应注意旋转凯氏烧瓶，将附在瓶壁上的碳粒冲下，对样品彻底消化。若样品不易消化至澄清透明，可将烧瓶中溶液冷却，加入数滴过氧化氢后继续加热消化至完全。

（4）蒸馏时向反应室内加氢氧化钠动作要迅速，用玻璃塞塞严并立即用少量水密封，以免氨逸出。

（5）蒸馏时要随时注意防止蒸馏器漏水、漏气等现象的发生。

（6）硼酸吸收液的温度不应超过40 ℃，否则氨吸收减弱，造成检测结果偏低。处理时可把接收瓶置于冷水浴中。

（7）测定前先用标准硫酸铵做氮回收率的测定，借以验证所用仪器、试剂及操作等条件的可靠性。氮回收率应在95%～105%。

（8）在重复性条件下获得两次独立测定结果差值的绝对值不得超过算术平均值的10%。

七、思考题

（1）蛋白质消化为何要在通风橱中进行？
（2）消化溶液中为何要加入硫酸铜和硫酸钾？
（3）蒸馏时为什么要加入氢氧化钠溶液？加入的量对测定结果有何影响？
（4）在水蒸气发生瓶中，加甲基红指示剂数滴及加数毫升硫酸的作用是什么？
（5）实验操作过程中，影响蛋白质含量测定准确性的因素有哪些？

（王冬亮）

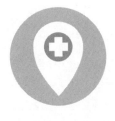

实验三 │ 食品中脂肪和脂肪酸含量的测定

脂肪也称甘油三酯，由一分子甘油和三分子脂肪酸组成。食物中的脂肪除了为人体提供能量和作为人体脂肪的合成材料以外，还有一些特殊的营养学功能，如增加饱腹感、改善食物的感官性状、协助脂溶性维生素吸收等。脂肪酸结构不同，所具有的功能也不同。饱和脂肪酸、单不饱和脂肪酸和多不饱和脂肪酸的比例与必需脂肪酸的含量是膳食脂肪的营养学评价指标之一。不饱和脂肪酸有两种几何异构形式——顺式和反式。在顺式构型中，双键上的取代基位于同一侧，而在反式构型中，它们位于反侧。顺式与反式脂肪酸对人类健康和生长发育的效应不同。因此，测定食品中脂肪和脂肪酸含量具有重要的意义。

一、食品中脂肪含量的测定

食品中脂肪含量的测定方法主要有：索氏提取法、酸水解法、碱性乙醚法、甲醇－氯仿抽提法以及皂化法等。这里主要介绍索氏提取法。

（一）实验目的

掌握索氏提取法测定食物中粗脂肪含量的原理及实验方法。

（二）实验原理

利用脂肪能溶于有机溶剂的性质，经无水乙醚或石油醚等溶剂提取并蒸去抽提液中溶剂后所得的物质，在食品分析中被称为粗脂肪。此法所得的抽提物中除甘油三酯外，还包括能溶于乙醚的类脂、固醇类以及溶于脂肪的色素、维生素等。

（三）仪器和试剂

（1）索氏脂肪提取器。

（2）分析天平。

（3）恒温水浴箱。

（4）干燥器。

（5）乙醚脱脂过滤纸、白色棉线。

（6）接收瓶。

（7）无水乙醚或石油醚。

（8）海砂。取用水洗去泥土的海砂或河砂，先用 6 mol/L 盐酸煮沸 0.5 h，用水洗至中性，再用 6 mol/L 氢氧化钠溶液煮沸 0.5 h，用水洗至中性，经 105 ℃ 干燥后备用。

（四）实验步骤

1. 样品处理

（1）固体样品：精密称取干燥样品 2～5 g（可用测定水分含量后的样品），必要时拌以海砂，全部转移到滤纸筒内。

（2）液体样品或半固体样品：称取样品 5～10 g，置于蒸发皿中，加入海砂约 20 g，于沸水浴上蒸干后，再于 95～105 ℃ 干燥，研细，全部转移到滤纸筒内。蒸发皿以及附有样品的玻璃棒均用蘸有乙醚的脱脂棉擦净，并将棉花放入滤纸筒内。

2. 抽提

将滤纸筒放入索氏提取器，连接已干燥至恒重的接收瓶，由提取器冷凝管上端加入无水乙醚或石油醚至瓶内容积的 2/3 处，于水浴上加热，使无水乙醚或石油醚不断回流提取，一般抽提 6 ～ 12 h。

3. 称量

提取结束后，取下接收瓶，回收乙醚或石油醚，待接收瓶内乙醚剩 1 ～ 2 mL 时在水浴上蒸干，再于 100 ～ 105 ℃ 干燥 2 h，置于干燥器内冷却 0.5 h 后称重。

（五）结果计算

$$X = \frac{M_1 - M_2}{M} \times 100$$

式中：

X：样品中脂肪的含量，单位为百分比（%）；

M_1：提取前接收瓶加脂肪的质量，单位为克（g）；

M_2：接收瓶的质量，单位为克（g）；

M：样品质量，单位为克（g）。

（六）注意事项

（1）含糖或糊精较多的食品，应先进行冷水处理，使糖及糊精溶解，过滤后，将残渣连同滤纸一起烘干，放入索氏提取器中。

（2）滤纸袋的高度不可超过索氏提取器滤筒的虹吸管。

（3）本方法抽提所得的脂肪为游离脂肪，适用于结合态脂肪含量少、能烘干研细、不易吸湿结块的样品。当样品中结合态脂肪含量较高时，可选用酸水解法，将结合态脂肪转变为游离态脂肪后测定总脂肪含量。

（4）抽提是否完全可凭经验，也可用滤纸或毛玻璃检查。由抽提管下口滴下的乙醚滴在滤纸或毛玻璃上，挥发后不留下油迹则表明已抽提完全，若留下油迹说明抽提不完全。

（七）思考题

（1）在抽提时，冷凝管上端连接氯化钙管或加塞一个脱脂棉球的作用是什么？

（2）为什么测定用样品、抽提用有机溶剂都需要进行脱水处理？

二、食品中脂肪酸的测定

（一）乳品中脂肪酸的测定

脂肪酸链一端是甲基（非极性），另一端是羧基（极性）。因此在利用气相色谱检测脂肪酸时必须把羧基端去极化，即利用甲基等进行衍生化，使之变为非极性基团才能进行检测。对脂肪酸进行衍生化的方法有多种，包括乙酰氯－甲醇甲酯化法、三氟化硼－甲醇甲酯化等。这里主要讲解第二种方法。

1. 实验目的

要求了解气相色谱法测定食品中脂肪酸的原理，掌握氨水－乙醇提取法。

2. 实验原理

乳与乳制品中的脂肪经皂化处理后生成游离脂肪酸，在三氟化硼催化下进行甲酯化反应，经甲酯化后的脂肪酸通过气相色谱柱分离，以氢火焰离子化检测器检测，外标法定量。

3. 仪器和试剂

（1）主要试剂。

1）甲醇：色谱纯。

2）乙醚。

3）石油醚：沸程 30 ～ 60 ℃。

4）乙醇：体积分数≥95%。

5）氨水：体积分数为 25%。

6）正己烷（C_6H_{14}）：色谱纯。

7）高峰氏淀粉酶（Taka-Diastase）：128 U/mg。

8）三氟化硼 – 甲醇溶液（质量分数为 14%）。

9）饱和氯化钠溶液：溶解 360 g 氯化钠于 1.0 L 水中，搅拌溶解，澄清后备用。

10）氢氧化钾 – 甲醇溶液（0.5 mol/L）：称取 2.8 g 氢氧化钾，用甲醇溶解，并稀释定容至 100 mL，混匀。

11）无水硫酸钠固体颗粒。

12）焦性没食子酸 – 甲醇溶液（10%）：将 1.0 g 焦性没食子酸溶于 10 mL 甲醇中配制成 10% 焦性没食子酸甲醇溶液备用。

13）脂肪酸甲酯标准物质：纯度≥99%，贮存于 – 10 ℃ 以下的冰箱中。

14）脂肪酸甲酯标准工作溶液：按试样中各脂肪酸含量及所要分析脂肪酸的种类适当配制其浓度，正己烷定容并贮存于 – 10 ℃ 以下的冰箱中，有效期为 3 个月。

（2）仪器和设备。

1）天平：感量为 0.1 mg。

2）抽脂管：100 mL 磨口具塞试管，抽脂管干燥、恒重。

3）旋转蒸发仪。

4）离心机：转速≥5000 r/min。

5）恒温水浴锅。

6）气相色谱仪：带 FID 检测器。

4. 实验步骤

（1）样品制备：预先将需冷藏的试样从冰箱中取出，放至室温。

1）液态试样：称取 10 g（精确到 0.1 mg）试样于抽脂管中，待测。

2）固态试样：

含淀粉试样：称取试样 1.0 g（精确到 0.1 mg）至抽脂管中，加入 0.1 g 高峰氏淀粉酶，加入 10 mL 45 ～ 50 ℃ 的水，混合均匀后，用氮气排除瓶中空气，盖上瓶塞，置（45 ±1）℃ 烘箱内 30 min，取出。

不含淀粉试样：称取试样 1.0 g（精确到 0.1 mg）至抽脂管中，加入（65 ±1）℃ 的水 10 mL 溶解试样，振摇，使样品完全分散。

于上述试样中加入 2 mL 氨水，于（65 ±1）℃ 水浴锅中放置 15 min，取出轻摇，冷至室温。

无水奶油：称取试样 0.2 g（精确到 0.1 mg）于磨口烧瓶中，按（3）所述进行皂化酯化。

（2）脂肪提取：在制备好的样品中加入 10 mL 乙醇，混匀。加入 25 mL 乙醚，加塞振摇 1 min。加入 25 mL 石油醚，加塞振摇 1 min，静置、分层，有机层转入磨口烧瓶中。再加入 25 mL 乙醚及 25 mL 石油醚，加塞振摇 1 min，静置、分层，有机层转入磨口烧瓶中，再重复操作一次。合并抽提于磨口烧瓶中，用旋转蒸发仪浓缩至干。

（3）皂化酯化：在浓缩物或无水奶油中加入 1.0 mL 焦性没食子酸 – 甲醇溶液。浓缩干燥之后再加入 10 mL 氢氧化钾 – 甲醇溶液置于（80 ± 1）℃ 水浴上回流 5 ~ 10 min。再加入 5 mL 三氟化硼 – 甲醇溶液，继续回流 15 min，冷却至室温，将烧瓶中的液体移入 50 mL 离心管中，分别用 3 mL 饱和氯化钠溶液清洗烧瓶 3 次，合并饱和氯化钠溶液于 50 mL 离心管，加入 10 mL 正己烷，振摇后，以 5000 r/min 离心 5 min，取上清液加入适量无水硫酸钠脱水，离心沉淀后取上清作为试液，供气相色谱仪测定。

（4）色谱参考条件。

1）色谱柱：固定液 100% 二氰丙基聚硅氧烷，柱长 100 m，内径 0.25 mm，涂膜厚度 0.2 μm，或性能相当的色谱柱。

2）载气：氮气。

3）载气流速：1.0 mL/min。

4）进样口温度：260 ℃。

5）分流比：30∶1。

6）检测器温度：280 ℃。

7）柱温箱温度：初始温度 140 ℃，保持 5 min，以 4 ℃/min 升温至 240 ℃，保持 15 min。

8）进样量：1.0 μL。

（5）测定：分别准确吸取 1.0 μL 脂肪酸甲酯标准工作溶液及试液注入色谱仪，平行测定次数不少于两次，以色谱峰峰面积定量。图 3 – 1 为 37 种脂肪酸的典型气相色谱图。

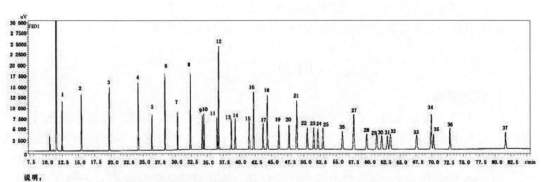

说明：
图中 1~37 分别对应以下：1/C4∶0、2/C6∶0、3/C8∶0、4/C10∶0、5/C11∶0、6/C12∶0、7/C13∶0、8/C14∶0、9/C14∶1、10/C15∶0、11/C15∶1、12/C16∶0、13/C16∶1、15/C17∶1、16/C18∶0、17/C18∶1n9t、18/C18∶1n9c、19/C18∶2n6t、20/C18∶2n6c、21/C20∶0、22/C18∶3n6、23/C20∶1、24/C18∶3n3、25/C21∶0、26/C20∶2、27/C22∶0、28/C20∶3n6、29/C22∶1n9、30/C20∶3n3、31/C20∶4n6、32/C23∶0、33/C22∶2、34/C24∶0、35/C20∶5、36/C24∶1、37/C22∶6n3。

图 3 – 1　37 种脂肪酸标准溶液典型气相色谱图

注：不同的色谱柱可能导致各种脂肪酸出峰时间不同，应以实验室单标校正的出峰顺序为准。食用植物油试样不须经有机溶剂提取，直接进行酯交换。

5. 结果计算

（1）试样中各脂肪酸含量计算。

试样中各脂肪酸的含量按下式计算：

$$X_i = \frac{A_{si} \times C_{stdi} \times V \times F_i}{A_{stdi} \times m} \times 100$$

式中：

X_i：试样中各脂肪酸的含量，单位为毫克每百克（mg/100 g）；

A_{si}：试样溶液中各脂肪酸甲酯的峰面积；

C_{stdi}：脂肪酸甲酯标准工作液中各脂肪酸甲酯的浓度，单位为毫克每毫升（mg/mL）；

V：加入正己烷的体积，单位为毫升（mL）；

A_{stdi}：混合标准工作液中各脂肪酸甲酯的峰面积；

F_i：各脂肪酸甲酯转化为脂肪酸的换算系数；

m：试样的称样量，单位为克（g）。

以重复性条件下获得的两次独立测定结果的算术平均值表示，结果保留 3 位有效数字。

（2）试样中总脂肪酸的含量计算。

试样中总脂肪酸的含量按下式计算：

$$X_{\text{TotalFA}} = \sum X_i$$

式中：

X_{TotalFA}：试样中总脂肪酸的含量，单位为毫克每百克（mg/100 g）；

X_i：试样中各脂肪酸的含量，单位为毫克每百克（mg/100 g）；

以重复性条件下获得的两次独立测定结果的算术平均值表示，结果保留 3 位有效数字。

（3）试样中某个脂肪酸占总脂肪酸的百分比（%）的计算。

试样中某个脂肪酸占总脂肪酸的百分比（%）Y 按下式计算：

$$Y = \frac{X_i}{X_{\text{TotalFA}} \times 100} \ \text{或} \ Y = \frac{A_{si} \times F_j}{\sum A_{si} \times F_j} \times 100$$

6. 注意事项

（1）本方法灵敏度高，在分析时应注意防止由于试剂纯度不够、样品净化不完全及载气不纯等带来的污染，使其灵敏度下降。因此，除非另有说明，本方法所用试剂均为分析纯或以上规格，水为 GB/T 6682 规定的一级水。

（2）本方法采用的是极性色谱柱，样品处理时应尽量保证彻底脱水（<5%）。

（3）三氟化硼甲醇溶液为强腐蚀性试剂，使用时应注意防护。

（4）在重复性条件下获得的两次独立测定结果的绝对差值不得超过算术平均值的 15%。

（二）食品中反式脂肪酸的测定（气相色谱法）

1. 实验目的

了解气相色谱法测定食品反式脂肪酸的原理，掌握气相色谱法定量测定反式脂肪酸的方法。

2. 实验原理

用有机溶剂提取食品中的植物油脂。提取物（植物油脂）在碱性条件下与甲醇进行酯交换反应，生成脂肪酸甲酯。采用气相色谱法分离顺式脂肪酸甲酯和反式脂肪酸甲酯，依据内标法定量反式脂肪酸含量。

3. 仪器和试剂

（1）试剂：除非另有说明，所有试剂均使用分析纯试剂，分析用水符合 GB/T 6682 规定的二级水规格。

1）盐酸（$\rho_{20} = 1.19$ g/mL）：优级纯。

2）无水乙醇。

3）乙醚。

4）石油醚（60～90 ℃）。

5）异辛烷：色谱纯。

6）一水合硫酸氢钠。

7）无水硫酸钠：约 650 ℃灼烧 4 h，降温后贮于干燥器内。

8）氢氧化钾 – 甲醇溶液（2 mol/L）：称取 13.1 g 氢氧化钾，溶于约 80 mL 甲醇中。冷却至室温，用甲醇定容至 100 mL，加入约 5 g 无水硫酸钠，充分搅拌后过滤，保留滤液。

9）十三烷酸甲酯标准品：纯度不低于 99%。

10）内标溶液：称取适量十三烷酸甲酯，用异辛烷配制成浓度为 1 mg/mL 的溶液。

11）脂肪酸甲酯标准品：已知含量的十八烷酸甲酯、反 – 9 – 十八碳烯酸甲酯、顺 – 9 – 十八碳烯酸甲酯、反 – 9，12 – 十八碳二烯酸甲酯、顺 – 9，12 – 十八碳二烯酸甲酯、反 – 9，12，15 – 十八碳三烯酸甲酯、顺 – 9，12，15 – 十八碳三烯酸甲酯、二十烷酸甲酯、顺 – 11 – 二十碳烯酸甲酯。

注：外购的脂肪酸甲酯标准品有的是单一物质，有的是两种或多种混合物质；但其含量应是已知的。

12）脂肪酸甲酯混合标准溶液Ⅰ：称取适量脂肪酸甲酯标准品（精确到 0.1 mg），用异辛烷配制成每种脂肪酸甲酯含量为 0.02～0.1 mg/mL 的溶液。

13）脂肪酸甲酯混合标准溶液Ⅱ：称取适量十三烷酸甲酯、反 – 9 – 十八碳烯酸甲酯、反 – 9，12 – 十八碳二烯酸甲酯、顺 – 9，12，15 – 十八碳三烯酸甲酯各 10.0 mg（精确到 0.1 mg）于 100 mL 的容量瓶中，用异辛烷定容至刻度，混合均匀。

（2）仪器和设备。

1）分析天平：量感为 0.1 mg。

2）气相色谱仪：配有氢火焰离子化检测器。

3）色谱柱：石英交联毛细管柱；固定液 – 高氰丙基取代的聚硅氧烷；柱长 100 m，内径 0.25 mm，涂膜厚度 0.2 μm；或性能相当的色谱柱。

4）粉碎机。

5）组织捣碎机。

4. 实验步骤

（1）试样的制备。

1）含植物油食品的块状或颗粒状样品：取有代表性的样品至少200 g，用粉碎机粉碎，或用研钵研细，置于密闭的玻璃容器内。

2）含植物油食品的粉末状、糊状或液体（包括植物油脂）样品：取有代表性的样品至少200 g，充分混匀，置于密闭的玻璃容器内。

3）固液体样品：取有代表性的样品至少200 g，用组织捣碎机捣碎，置于密闭的玻璃容器内。

（2）实验步骤。

1）含植物油食品试样脂肪的定量：称取含植物油的食品试样2 g（固体）或10 g（液体），按GB 5009.6—2016的第二法（即酸水解法）测定脂肪含量。

2）含植物油食品试样脂肪的提取：称取含植物油食品试样2 g（固体）或10 g（液体），置于100 mL试管内，加8 mL水。混合均匀后再加10 mL盐酸，将大试管和内容物置于60 ℃水浴中加热40～50 min。每隔5～10 min用玻璃棒搅拌一次，至试样消化完全。加入10 mL乙醇，混合均匀，冷却至室温。加入25 mL乙醚，振摇1 min，再加入25 mL石油醚，振摇1 min，静置分层。将有机溶液层转移到圆底烧瓶中，于60 ℃下将有机溶剂（乙醚和石油醚）蒸发完毕，保留脂肪（如果试样中脂肪含量较低，应按比例加大试样量和试剂量）。

3）脂肪酸甲酯的制备：称取约60 mg（精确到0.1 mg）植物油或经步骤2）提取的脂肪，置于10 mL具塞试管中，依次加入0.5 mL内标溶液、4 mL异辛烷、0.2 mL氢氧化钾-甲醇溶液，塞紧试管塞，剧烈振摇1～2 min，至试管内混合溶液澄清。加入1 g一水合硫酸氢钠，剧烈振摇0.5 min，静置，取上清液待测。

4）色谱参考条件。

色谱柱温度：初始温度60 ℃，保持5 min，以5 ℃/min升温至165 ℃，保持1 min，以2 ℃/min升温至225 ℃，保持17 min。

气化室温度：240 ℃。

检测器温度：250 ℃。

氢气流速：30 mL/min。

空气流速：300 mL/min。

载气：氮气，纯度大于99.995%，流速1.3 mL/min。

分流比：1∶30。

5）相对质量校正因子的确定：吸取1 μL脂肪酸甲酯混合标准溶液Ⅱ注入气相色谱仪，在上述色谱条件下确定十三烷酸甲酯、反-9-十八碳烯酸甲酯、反-9，12-十八碳二烯酸甲酯、顺-9，12，15-十八碳三烯酸甲酯各自色谱峰的位置和色谱峰面积。色谱图见图3-2。

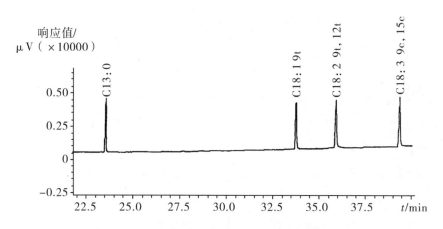

图3-2 脂肪酸甲酯混合标准溶液Ⅱ色谱图

注：C18：2 9t，12t 为反-9，12-十八碳二烯酸；以此类推。

反-9-十八碳烯酸甲酯、反-9，12-十八碳二烯酸甲酯、顺-9，12，15-十八碳三烯酸甲酯与十三烷酸甲酯相对应的质量校正因子（f_m）按下式计算：

$$f_m = \frac{m_j A_{st}}{m_{st} A_j}$$

式中：

m_j：脂肪酸甲酯混合标准溶液Ⅱ中反-9-十八碳烯酸甲酯、反-9，12-十八碳二烯酸甲酯或顺-9，12，15-十八碳三烯酸甲酯的质量，单位为毫克（mg）；

A_{st}：十三烷酸甲酯的色谱峰面积；

m_{st}：脂肪酸甲酯混合标准溶液Ⅱ中十三烷酸甲酯的质量，单位为毫克（mg）；

A_j：反-9-十八碳烯酸甲酯、反-9，12-十八碳二烯酸甲酯或顺-9，12，15-十八碳三烯酸甲酯的色谱峰面积。

注1：相对质量校正因子至少一个月测定一次，或每次重新安装色谱柱后也应测定。

注2：反式十八碳一烯酸甲酯、反式十八碳二烯酸甲酯、反式十八碳三烯酸甲酯的相对质量校正因子值分别对应于反-9-十八碳烯酸甲酯、反-9，12-十八碳二烯酸甲酯、顺-9，12，15-十八碳三烯酸甲酯的校正因子值。

6）反式脂肪酸甲酯色谱峰的判断：吸取 1 μL 脂肪酸甲酯混合标准溶液Ⅰ注入气相色谱仪。在上述色谱条件下，反式十八碳一烯酸甲酯、反式十八碳二烯酸甲酯、反式十八碳三烯酸甲酯色谱峰的位置应符合如图3-3至图3-5所示。

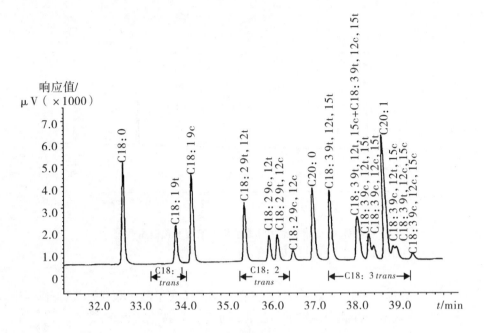

图3-3 脂肪酸甲酯混合标准溶液 I 色谱图

注：C18：1 trans 为反式十八碳一烯酸甲酯色谱峰的保留时间区域；以此类推。

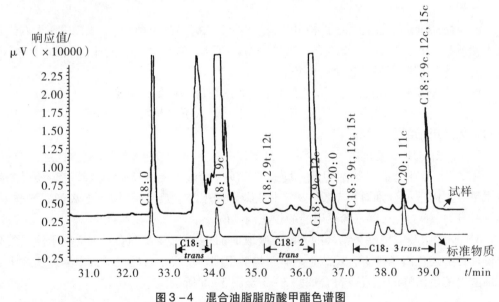

图3-4 混合油脂脂肪酸甲酯色谱图

采用不同型号的色谱柱进行分离时，二十碳烷酸甲酯和二十碳一烯酸甲酯显示的色谱峰可能不在同一位置，辨别和计算反式脂肪酸时应排除这两种成分。如果二十碳烷酸甲酯、二十碳一烯酸甲酯含量较高且色谱峰与反式十八碳三烯酸甲酯色谱峰难以辨别时，可按以下色谱条件进行分离。

色谱柱：石英交联毛细管柱；固定液-70%氰丙基聚苯撑硅氧烷；柱长50 m，内径

0.22 mm，涂膜厚度0.25 μm；或性能相当的色谱柱。

升温程序：初始温度150 ℃，以3 ℃/min升温至240 ℃，保持10 min。

气化室温度：240 ℃。

检测器温度：250 ℃。

氢气流速：30 mL/min。

空气流速：300 mL/min。

载气：氮气，纯度不低于99.99%。

柱压：206.8 kPa。

分流比：1∶30。

反式十八碳三烯酸甲酯与二十碳烷酸甲酯、二十碳一烯酸甲酯色谱峰的位置应符合图3-5所示。

7）试样中反式脂肪酸的定量：吸取1 μL待测试液注入气相色谱仪。在上述色谱条件下测定试液中各组分的保留时间和色谱峰面积。

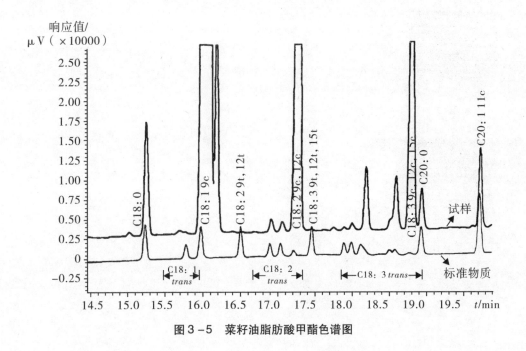

图3-5　菜籽油脂肪酸甲酯色谱图

5. 结果计算

（1）某种反式脂肪酸占总脂肪的质量分数（X_i）按下式计算：

$$X_i = \frac{m_s \times A_i \times f_m \times M_{ai}}{m \times A_s \times M_{ei}} \times 100$$

式中：

m_s：加入样品中的内标物质（十三烷酸甲酯）的质量，单位为毫克（mg）；

A_s：加入样品中的内标物质（十三烷酸甲酯）的色谱峰面积；

A_i：成分 i 脂肪酸甲酯的色谱峰面积；

m：称取脂肪的质量，单位为毫克（mg）；

M_{ai}：成分 i 脂肪酸的相对分子质量；

M_{ei}：成分 i 脂肪酸甲酯的相对分子质量；

f_m：相对质量校正因子。

（2）脂肪中反式脂肪酸的质量分数（X_t），按下式计算：

$$X_t = \sum x_i$$

食品中反式脂肪酸的质量分数（X），按下式计算：

$$X = X_t \times Xz$$

式中：

X_z：测定的脂肪质量分数，单位为百分比（%）。

允许差：同一样品两次平行测定结果之差不得超过算术平均值的 10%。

（杨丽丽）

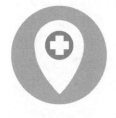

实验四 | 食品中还原糖及总糖含量的测定

食品中的糖类是人类最经济和最主要的能量来源，对人类营养有着重要作用。除了提供能量外，糖类还具有构成机体组织结构及生理活性物质、血糖调节功能、节约蛋白质和抗生酮功能。食品中的糖类是食品重要的营养组成成分，其构成和含量是决定食品风味和功能性的关键。因此，测定食品中还原糖及总糖含量具有重要的意义。

一、还原糖的定量测定

还原糖指具有还原性的糖类。在糖类中，分子中含有游离醛基或酮基的单糖和含有半缩醛基的双糖都具有还原性。还原性糖包括葡萄糖、果糖、乳糖、麦芽糖等。葡萄糖分子中含有游离醛基，果糖分子中含有游离酮基，乳糖分子和麦芽糖分子中含有游离的半缩醛基，因此都属于还原糖。而其他的双糖（例如蔗糖）、三糖甚至多糖（例如淀粉、糊精等）本身不具有还原性，属于非还原糖，但是都可以通过水解而生成相应的还原糖。在实验中，测定水解液的还原糖含量就可以求得样品中相应的糖类含量。

（一）直接滴定法

1. 实验目的

掌握直接滴定法测定还原糖含量的方法，熟悉直接滴定法检测还原糖的方法原理、操作步骤。了解直接滴定法测定还原糖在检测不同食品样品中的应用及优缺点。

2. 实验原理

本实验采用直接滴定法测定食品中还原糖的含量。待检测的样品除去蛋白质以后，在加热条件下，直接滴定标定过的碱性酒石酸铜溶液（用还原糖标准溶液标定碱性酒石酸铜溶液）。用亚甲基蓝作指示剂，使样液中的还原糖和酒石酸钾钠铜反应，二价铜被还原糖还原成为一价的红色氧化亚铜沉淀。氧化亚铜沉淀与氧化亚铁氰化钾反应，生成可溶性化合物，达到终点时，稍微过量的还原糖将蓝色的亚甲基蓝还原成无色，表示滴定终点。根据滴定还原糖标准溶液计算的还原糖质量，测定样品液消耗的碱性酒石酸铜溶液体积，即可计算出样品还原糖的含量。

3. 主要仪器和试剂

（1）实验仪器：25 mL 酸式滴定管、带石棉板的可调电炉。

（2）实验试剂：盐酸（HCl）、硫酸铜（$CuSO_4 \cdot 5H_2O$）、亚甲基蓝（$C_6H_{18}ClN_3S \cdot 3H_2O$）、酒石酸钾钠（$C_4H_4O_6KNa \cdot 4H_2O$）、氢氧化钠（NaOH）、乙酸锌［$Zn(CH_3COO)_2 \cdot 2H_2O$］、冰乙酸（$C_2H_4O_2$）、亚铁氰化钾［$K_4Fe(CN)_6 \cdot 3H_2O$］、葡萄糖（$C_6H_{12}O_6$）、果糖（$C_6H_{12}O_6$）、乳糖（$C_6H_{12}O_6$）、蔗糖（$C_{12}H_{22}O_{11}$）、蒸馏水或者去离子水。

（3）试剂配置。

1）碱性酒石酸铜甲液：称取 15 g 硫酸铜及 0.05 g 亚甲基蓝，溶于水中并稀释至 1000 mL。

2）碱性酒石酸铜乙液：称取 50 g 酒石酸钾钠及 75 g 氢氧化钠，溶于水中，再加入 4 g 亚铁氰化钾，完全溶解后，用水稀释至 1000 mL，贮存于橡胶塞玻璃瓶内。

3）乙酸锌溶液（219 g/L）：称取 21.9 g 乙酸锌，加 3 mL 冰乙酸，加水溶解并稀释至 100 mL。

4）亚铁氰化钾溶液（106 g/L）：称取 10.6 g 亚铁氰化钾，加水溶解并稀释至 100 mL。

5）氢氧化钠溶液（40 g/L）：称取 4 g 氢氧化钠，加水溶解并稀释至 100 mL。

6）盐酸溶液（1+1）：量取 50 mL 盐酸，加水稀释至 100 mL。

7）葡萄糖标准溶液：准确称取 1 g（精确至 0.0001 g）经过 98～100 ℃ 干燥 2 h 的纯葡萄糖，加水溶解后加入 5 mL 盐酸，并以水稀释至 1000 mL。此溶液每毫升相当于 1.0 mg 葡萄糖。

8）果糖标准溶液：准确称取 1 g（精确至 0.0001 g）经过 98～100 ℃ 干燥 2 h 的果糖，加水溶解后加入 5 mL 盐酸，并以水稀释至 1000 mL。此溶液每毫升相当于 1.0 mg 果糖。

9）乳糖标准溶液：准确称取 1 g（精确至 0.0001 g）经过（96±2）℃ 干燥 2 h 的乳糖，加水溶解后加入 5 mL 盐酸，并以水稀释至 1000 mL。此溶液每毫升相当于 1.0 mg 乳糖（含水）。

10）转化糖标准溶液：准确称取 1.0526 g 纯蔗糖，用 100 mL 水溶解，置于带塞的三角瓶中加 5 mL 盐酸（1+1），在 68～70 ℃ 水浴中加热 15 min，冷却至室温，转移至 1000 mL 容量瓶定容至 1000 mL，每毫升标准溶液相当于 1.0 mg 转化糖。

除非另有规定，本方法中所用试剂均为分析纯试剂。

4. 实验步骤

（1）样品处理。

1）含大量淀粉的食物：称取 10～20 g 粉碎后或混匀后的样品，精确至 0.001 g，置于 250 mL 容量瓶中，加 200 mL 水，在 45 ℃ 水浴中加热 1 h，并随时振摇。冷却后加水至刻度，混匀，静置，沉淀。吸取 200 mL 上清液于另一 250 mL 容量瓶中，加 50 mL 水，摇匀后慢慢加入 5 mL 乙酸锌溶液及 5 mL 亚铁氰化钾溶液，加水至刻度，混匀，静置 30 min，用干燥滤纸过滤，弃去初滤液，滤液备用。

2）酒精性饮料：称取约 100 g 混匀后的样品，精确至 0.01 g，置于蒸发皿中，用氢氧化钠（40 g/L）溶液中和至中性，在水浴上蒸发至原体积的 25% 后，移入 250 mL 容量瓶中，加 50 mL 水，摇匀后慢慢加入 5 mL 乙酸锌溶液及 5 mL 亚铁氰化钾溶液，加水至刻度，混匀，静置 30 min，用干燥滤纸过滤，弃去初滤液，滤液备用。

3）碳酸类饮料：称取 100 g 混匀后的样品，精确至 0.01 g，置于蒸发皿中，在水浴上除去二氧化碳后，移入 250 mL 容量瓶中，并用水洗涤蒸发皿，洗液并入容量瓶中，再加水至刻度，混匀后备用。

4）一般食品：称取粉碎后的固体样品 2.5～5 g 或混匀后的液体样品 5～25 g，精确至 0.001 g，置于 250 mL 容量瓶中，加 50 mL 水，摇匀后慢慢加入 5 mL 乙酸锌溶液及 5 mL 亚铁氰化钾溶液，加水至刻度，混匀，静置 30 min，用干燥滤纸过滤，弃去初滤液，滤液备用。

（2）标定碱性酒石酸铜溶液。

吸取 5 mL 碱性酒石酸铜甲液及 5 mL 碱性酒石酸铜乙液，置于 150 mL 锥形瓶中，加水 10 mL，加入玻璃珠 2 粒，从滴定管滴加约 9 mL 葡萄糖或其他还原糖标准溶液，控制在 2 min 内加热至沸腾，趁热以每两秒 1 滴的速度继续滴加葡萄糖或其他还原糖标准溶液，直至溶液蓝色刚好褪去为终点，记录消耗葡萄糖或其他还原糖标准溶液的总体积。同时平行操作 3 份，取其平均值，计算每 10 mL（甲、乙液各 5 mL）碱性酒石酸铜溶液相当于葡萄糖的质量或其他还原糖的质量（mg）。

（3）样品溶液预测。

吸取 5 mL 碱性酒石酸铜甲液及 5 mL 乙液，置于 150 mL 锥形瓶中，加水 10 mL，加入玻璃珠 2 粒，控制在 2 min 内加热至沸腾，趁沸腾以先快后慢的速度，从滴定管中滴加样品溶液，并保持溶液沸腾状态。待溶液颜色变浅时，以每 2 秒 1 滴的速度滴定，直至溶液蓝色刚好褪去为终点，记录样液消耗体积。当样液中还原糖浓度过高，应进行适当稀释，使滴定的体积约在 10 mL 左右；而浓度过低则直接加入样品液 10 mL，免去加水。

（4）样品溶液测定。

吸取 5 mL 碱性酒石酸铜甲液及 5 mL 乙液，置于 150 mL 锥形瓶中，加水 10 mL，加入玻璃珠 2 粒，从滴定管滴加比预测体积少 1 mL 的样品溶液至锥形瓶中，使其在 2 min 内加热至沸腾，保持沸腾继续以每两秒 1 滴的速度滴定，直至蓝色刚好褪去为终点，记录样液消耗体积。同法平行操作 3 份，得出平均消耗体积（mL）。

5. 结果计算

试样中还原糖的含量（以某种还原糖计）按下式计算：

$$X = \frac{m_1}{m_2 \times \dfrac{V}{250} \times 1000} \times 100$$

式中：

X：样品中还原糖的含量（以某种还原糖计），单位为克每百克（g/100 g）；

m_1：10 mL 碱性酒石酸铜溶液（甲、乙液各 5 mL）相当于某种还原糖的质量，单位为毫克（mg）；

m_2：样品质量，单位为克（g）；

V：测定时平均消耗样品溶液的体积，单位为毫升（mL）；

250：样品处理溶液总体积，单位为毫升（mL）（具体实验时，若样品处理液总体积有改变，则此值相应改变）。

还原糖含量 ≥10 g/100 g 时，计算结果保留 3 位有效数字；还原糖含量 <10 g/100 g 时，计算结果保留两位有效数字。

6. 注意事项

（1）本法对样品溶液中还原糖的浓度有一定要求（0.1% 左右）。

（2）乙酸锌可使蛋白质、鞣质、树脂等形成沉淀，经过滤除去。若钙离子过多时，乙醇待易与葡萄糖、果糖生成络合物，使滴定速度缓慢，从而使测定结果偏低。可向样品中加入草酸粉末，与钙结合，形成沉淀并过滤。不能用铜盐作蛋白质沉淀剂。

（3）实验中的加热温度、时间及滴定时的条件与速度等对测定结果有很大影响，应严格实验条件及操作步骤，力求一致。

（4）碱性酒石酸铜甲液和乙液混合可生成氧化亚铜沉淀，故应分别贮存，使用时再以等量混合。

（5）由于亚甲基蓝变色反应是可逆的，还原型亚甲基蓝暴露在空气中时又会被氧化恢复成原来的蓝色；此外，氧化亚铜也极不稳定，易被空气中的氧所氧化。故滴定过程中须保持溶液的沸腾状态，且不可随意摇动锥形瓶，避免空气进入使亚甲基蓝和氧化亚铜被氧化而增加耗氧量。

（6）平行试验样液消耗量相差不应超过 0.1 mL。

（7）此法测得的是总还原糖量，包括葡萄糖、果糖、乳糖、麦芽糖等，其结果用葡萄糖或其他转化糖表示，不能误解为还原糖等于葡萄糖或其他糖。

（8）在重复性条件下获得的两次独立测定结果，其绝对差值不得超过算术平均值的 10%。

7. 思考题

（1）直接滴定法测定还原糖含量的原理是什么？

（2）为什么要进行样品溶液预测？

（3）滴定过程中为什么要控制滴定速度在每 2 秒 1 滴？滴定过快或过慢将会如何？

（二）高锰酸钾滴定法

1. 实验目的

掌握高锰酸钾滴定法测定还原糖含量的方法，熟悉高锰酸钾滴定法检测还原糖的方法原理、操作步骤。了解高锰酸钾滴定法测定还原糖在不同食品样品检测中的应用及优缺点。

2. 实验原理

本实验采用高锰酸钾滴定法测定食品中还原糖的含量。待检测的样品除去蛋白质以后，其中的还原糖把铜盐还原为氧化亚铜，加硫酸铁后，氧化亚铜被氧化为铜盐，以高锰酸钾溶液滴定氧化作用后生成的亚铁盐。根据高锰酸钾的消耗量，计算氧化亚铜含量，再查表得到还原糖含量，最后计算得到样品中还原糖的含量。

3. 主要仪器和试剂

（1）实验仪器：25 mL 古氏坩埚或者 G4 垂熔坩埚、真空泵。

（2）实验试剂：硫酸铜（$CuSO_4 \cdot 5H_2O$）、氢氧化钠（NaOH）、酒石酸钾钠（$C_4H_4O_6$ KNa $\cdot 4H_2O$）、硫酸铁 $[Fe_2(SO_4)_3]$、盐酸（HCl）、蒸馏水或者去离子水。

（3）试剂配置。

1）碱性酒石酸铜甲液：称取 34.639 g 硫酸铜，加适量水溶解，加 0.5 mL 硫酸，再加水稀释至 500 mL，用精制石棉过滤。

2）碱性酒石酸铜乙液：称取 173 g 酒石酸钾钠及 50 g 氢氧化钠，加适量水溶解，释至 500 mL，用精制石棉过滤，贮存于橡胶塞玻璃瓶内。

3）氢氧化钠溶液（40 g/L）：称取 4 g 氢氧化钠，加水溶解并稀释至 100 mL。

4）硫酸铁溶液（50 g/L）：称取 50 g 硫酸铁，加水 200 mL 溶解后缓慢加入 100 mL 硫酸，冷却后加水稀释至 1000 mL。

5）盐酸（3 mol/L）：量取 30 mL 盐酸，加水稀释至 120 mL。

6）高锰酸钾标准溶液：0.1000 mol/L。

7）精制石棉：取石棉用盐酸（3 mol/L）浸泡 2～3 d，再加氢氧化钠溶液（400 g/L）浸泡 2～3 d，倾去溶液，再用热碱性酒石酸铜乙液浸泡数小时，用水洗净。再用盐酸

（3 mol/L）浸泡数小时，以水洗至不呈酸性。然后加水振摇，使之成为细微的浆状软纤维，用水浸泡并且贮存于玻璃瓶中，即可用于填充古氏坩埚。

除非另有规定，本方法中所用试剂均为分析纯试剂。

4. 实验步骤

（1）样品处理。

1）含大量淀粉的食物：称取 10 ～ 20 g 粉碎后或混匀后的样品，精确至 0.001 g，置于 250 mL 容量瓶中，加 200 mL 水，在 45 ℃水浴中加热 1 h，并随时振摇。冷却后加水至刻度，混匀，静置，沉淀。吸取 200 mL 上清液于另一 250 mL 容量瓶中，加 50 mL 水，摇匀后慢慢加入 10 mL 碱性酒石酸铜甲液及 4 mL 氢氧化钠溶液（40 g/L），加水至刻度，混匀。静置 30 min，用干燥滤纸过滤，弃去初滤液，取滤液备用。

2）酒精性饮料：称取 100 g 混匀后的样品，精确至 0.01 g，置于蒸发皿中，用氢氧化钠溶液（40 g/L）中和至中性，在水浴上蒸发至原体积的 25% 后，移入 250 mL 容量瓶中，加 50 mL 水，摇匀后慢慢加入 10 mL 碱性酒石酸铜甲液及 4 mL 氢氧化钠溶液（40 g/L），加水至刻度，混匀。静置 30 min，用干燥滤纸过滤，弃去初滤液，取滤液备用。

3）碳酸类饮料：称取 100 g 混匀后的样品，精确至 0.01 g，置于蒸发皿中，在水浴上除去二氧化碳后，移入 250 mL 容量瓶中，并用水洗涤蒸发皿，洗液并入容量瓶中，再加水至刻度，混匀后备用。

4）一般食品：称取粉碎后的固体样品 2.5 ～ 5 g 或混匀后的液体样品 25 ～ 50 g 精确至 0.0018 g，置于 250 mL 容量瓶中，加 50 mL 水，摇匀后慢慢加入 10 mL 碱性酒石酸铜甲液及 4 mL 氢氧化钠溶液，加水至刻度，混匀。静置 30 min，用干燥滤纸过滤，弃去初滤液，取滤液备用。

（2）样品测定

吸取 50 mL 处理之后的样品溶液，置于 400 mL 烧杯中，加入 25 mL 碱性酒石酸铜甲液及 25 mL 碱性酒石酸铜乙液，于烧杯上盖一个表面皿，加热，控制在 4 min 内沸腾，再准确煮沸 2 min，趁热用铺好石棉的古氏坩埚或者 G4 垂熔坩埚抽滤，并用 60 ℃热水洗涤烧杯及沉淀，直到洗液不呈碱性为止。将古氏坩埚或者 G4 垂熔坩埚放回原来 400 mL 的烧杯中，加入 25 mL 硫酸铁溶液及 25 mL 水，用玻璃棒搅拌并使氧化亚铜沉淀完全溶解，以高锰酸钾标准溶液 0.1000 mol/L 滴定至微红色为终点，记录消耗高锰酸钾标准溶液的体积。

同时，吸取 50 mL 水，加入与测定样品时相同量的碱性酒石酸铜甲液、乙液、硫酸铁溶液水，按照同一方法做空白试验，记录消耗高锰酸钾标准溶液的体积。

5. 结果计算

试样中还原糖质量相当于氧化亚铜的质量按下式计算：

$$X_1 = (V_1 - V_0) \times C \times 71.54$$

式中：

X_1：样品中还原糖的含量相当于氧化亚铜的质量，单位为毫克（mg）；

V_1：测定样品液消耗的高锰酸钾标准溶液的体积，单位为毫升（mL）；

V_0：试剂空白消耗的高锰酸钾标准溶液的体积，单位为毫升（mL）；

C：高锰酸钾标准溶液的实际浓度，单位为摩尔每升（mol/L）；

71.54：1 mL 1.000 mol/L 高锰酸钾标准溶液相当于氧化亚铜的质量，单位为毫克（mg）。

根据公式计算所得氧化亚铜质量，查表《相当于氧化亚铜质量的葡萄糖、果糖、乳糖、转化糖质量表》，再计算样品中还原糖含量。

$$X = \frac{m_3}{m_4 \times \dfrac{V_1}{250} \times 1000}$$

式中：

X：样品中还原糖的含量，单位为克每百克（g/100 g）；

m_3：查表得到的还原糖质量，单位为毫克（mg）；

m_4：样品质量（体积），单位为克或者毫升（g 或者 mL）；

V_1：测定样品液消耗的高锰酸钾标准溶液的体积，单位为毫升（mL）；若重复测量，需要计算平均消耗的体积；

250：样品处理溶液总体积，单位为毫升（mL）。

还原糖含量≥10 g/100 g 时，计算结果保留 3 位有效数字；还原糖含量小于10 g/100 g 时，计算结果保留 2 位有效数字。

6. 注意事项

（1）在重复性条件下获得的两次独立测定结果，其绝对差值不得超过算术平均值的 10%。

（2）本法适用于各类食品中还原糖的测定，有色样品溶液也不受限制，其准确度和重现性都优于前述的直接滴定法，但是本实验操作复杂、费时。

（3）本实验以测定过程中产生的铁离子为计算依据，因此在样品的前处理时，不能用乙酸锌和亚铁氰化钾作澄清剂。

（4）实验中的加热温度、时间及滴定时的条件等对测定结果有很大影响，应该严格遵照实验条件，必须控制好热源强度，保证 4 min 以内加热至沸腾，否则误差较大。

（5）此方法所使用的碱性酒石酸铜溶液是过量的，即保证把所有的还原糖全部氧化之后，还有过剩的二价铜离子存在。因此，煮沸后的反应液应该呈现蓝色（酒石酸钾钠铜配离子）。如果不呈蓝色，就说明样品液含糖浓度过高，应该调整样品浓度。样品液浓度应该在 0.01%～0.45% 范围内，浓度过大或者过小都会带来误差。

（6）在过滤及洗涤氧化亚铜沉淀的过程中，应该使沉淀自始至终在液面以下，以避免氧化亚铜暴露于空气中而被氧化。

7. 思考题

（1）采用什么方法调控好加热源，以保证样品液在 4 min 内加热至沸腾？

（2）样品液含糖浓度过高或者过低，应该怎样处理以满足实验需要？

（3）当样品中的还原糖有双糖（例如麦芽糖、乳糖）时，测定结果将会如何？

二、总糖测定

总糖主要指具有还原性的葡萄糖、果糖、乳糖和在测定条件下能水解为还原性单糖的蔗糖（水解后为 1 分子葡萄糖和 1 分子果糖）、麦芽糖（水解后为多分子葡萄糖）以及可能部分水解的淀粉（水解后为 2 分子葡萄糖）。还原糖类的还原性是由于分子中含有游离的醛基（—CHO）或酮基（═C═O）。测定总糖的经典化学方法都是以其能被各种试剂氧化为基础的。这里主要以午餐肉和食用菌样品为例，介绍使用分光光度法进行总糖测定的过程。

（一）肉制品总糖含量测定

1. 实验目的

掌握分光光度法测定肉制品总糖含量的方法，熟悉分光光度法检测总糖的方法原理、操作步骤。了解分光光度法测定总糖在不同食品样品中的应用，了解分光光度计的原理及其使用规则。

2. 实验原理

样品中的糖经过热水提取后，用硫酸脱水，生成糠醛或者糠醛衍生物。生成物与芳香与酚类化合物缩合生成黄色物质，在 470 nm 处有最大吸收，在一定范围内，其吸光度值同糖的浓度成正比。据此测定总糖的含量（GB/T 9695.31—2008）。

3. 主要仪器和试剂

（1）实验仪器：分光光度计、绞肉机、容量瓶、烧杯等实验室常规仪器。

（2）试剂及试剂配置。

1）水：去离子水或者蒸馏水（符合 GB/T6682—2008 中三级水的要求）。

2）苯酚溶液：称取 5 g 苯酚溶于 100 mL 水中。避光贮存。

3）浓硫酸：$\rho_{20} \approx 1.84$ g/mL。

4）葡萄糖标准溶液：准确称取 1 g 经过（96 ±2）℃干燥 2 h 的纯葡萄糖，加水溶解后加入 5 mL 盐酸，用水定容至 1000 mL。此溶液每毫升相当于 1 mg 葡萄糖。

5）淀粉酶溶液：称取 0.5 g 淀粉酶溶液 100 mL 水中。

6）碘－碘化钾溶液：称取碘化钾 3.6 g，碘 1.3 g 溶于水中并稀释至 100 mL。

除非另有特殊说明，本方法中所用试剂均为分析纯试剂。

4. 实验步骤

（1）样品前处理。

午餐肉用绞肉机绞两次混匀，称取样品约 1 g（精确至 0.001 g）于烧杯中，加入 50 mL 水，在沸水浴上加热 30 min，冷却后用水定容至 500 mL。含淀粉的样品，加热后冷却到 60 ℃左右，加入淀粉酶溶液 10 mL 混匀，在 55～60 ℃水浴中保温 1 h。用碘－碘化钾溶液检查酶解是否完全。若显蓝色，再加入淀粉酶溶液 10 mL 继续保温直到酶解完全。加热至沸腾，冷却后移入 500 mL 容量瓶中用水定容至刻度。混匀后过滤，滤液备用。

（2）葡萄糖标准曲线绘制。

分别准确吸取葡萄糖标准溶液 0 mL、1 mL、2 mL、3 mL、4 mL、5 mL 分别置于 50 mL 容量瓶中，用水定容，摇匀。此浓度梯度为 0 μg/mL、20 μg/mL、40 μg/mL、60 μg/mL、80 μg/mL、100 μg/mL。准确吸取不同浓度的标准溶液 1 mL（相当于葡萄糖 0 μg、20 μg、40 μg、60 μg、80 μg、100 μg），加入 20 mL 比色管中，加入苯酚溶液 1 mL，充分混合，加入浓硫酸 5 mL，立即摇匀。室温下放置 20 min，在 470 nm 波长，以 0 管为参比，测定吸光度值，以葡萄糖质量为横坐标、吸光度为纵坐标，绘制标准曲线。

（3）样品测定。

准确吸取样品滤液 1 mL，加入 20 mL 比色管中，加入苯酚溶液 1 mL，充分混合，加入浓硫酸 5 mL，立即摇匀。室温下放置 20 min，在 470 nm 波长测定吸光度值，记录数据。根据标准曲线计算样品葡萄糖含量。

5. 结果计算

样品中总糖的含量（以葡萄糖计）按下式计算：

$$X = \frac{m_1 \times V_0 \times 10^{-6}}{m_0 \times V_1} \times 100$$

式中：

X：样品中总糖的含量（以葡萄糖计），单位为克每百克（g/100 g）；

m_1：从标准曲线上查得葡萄糖的含量，单位为微克（μg）；

V_0：样品经过前处理后定容的体积，单位为毫升（mL）；

m_0：样品质量，单位为克（g）；

V_1：测定时吸取滤液的体积，单位为毫升（mL）。

当平行样品符合测定精密度要求，取平行样品的算术平均值作为结果，精确到 0.01%。

6. 注意事项

（1）采集肉制品样品，可以参考 GB/T 9695.19—2008 的方法。

（2）取有代表性的样品，质量不少于 200 g，用绞肉机绞 2 次并混匀。

（3）绞好的样品应该尽快分析，若不立即分析，应该密封冷藏贮存，防止变质和成分发生变化。贮存的样品在使用时应该重新混匀。

（4）平行实验的 2 次独立结果，测定值的绝对差值不得超过 1%。

（5）使用分光光度计前应仔细阅读说明，预热，按照实际仪器操作。

（6）比色皿注意清洁，液体量不应超过 2/3，也不应该过少。注意区分比色皿的光面和毛面，保护好精密仪器。

（7）标准曲线绘制要准确，决定系数（R^2）不能过低，尽量接近于 1。

（8）含淀粉样品酶解要完全，以免影响后续实验。

7. 思考题

（1）样品中含有淀粉，实验结果会受到怎样的影响？

（2）标准曲线绘制时，应该注意什么？

（3）分光光度计使用时，为什么需要调零？

（二）食用菌中总糖含量的测定

1. 实验目的

掌握苯酚 - 硫酸法测定食用菌中总糖含量的方法，熟悉苯酚 - 硫酸法检测总糖的方法原理、操作步骤。了解苯酚 - 硫酸法测定总糖与直接滴定法在不同样品中的应用及优缺点。

2. 实验原理

食用菌中的水溶性糖和水溶性多糖，经过盐酸的水解能够转化成为还原糖。水解物在硫酸的作用下，迅速脱水生成糖醛衍生物，并与苯酚反应生成橙黄色溶液，反应产物在490 mm 处有最大吸收，采用外标法定量（GB/T 15672—2009）。

3. 仪器和试剂

（1）实验仪器：电热鼓风干燥箱（温度精度 ±2 ℃）、粉碎机（配备 1 mm 孔径的金属筛网）、分米光度计、漩涡振荡器、分析天平（感量 0.0001 g）、恒温水浴（温度精度 ±1 ℃）、容量瓶、量杯、回流冷凝装置等实验室常规仪器。

（2）试剂及试剂配置。

1）水：去离子水或者蒸馏水（符合 GB/T 6682—2008 规定的三级水）。

2）浓硫酸：$\rho = 1.84$ g/mL。

3）浓盐酸：$\rho = 1.18$ g/mL。

4）苯酚溶液（50 g/L）：称取 5 g 苯酚溶于 100 mL 水中。棕色瓶、4 ℃ 避光贮存。

5）葡萄糖标准溶液（100 mg/L）：准确称取 0.1 g 经过 105 ℃ 恒温干燥至恒重的纯葡萄糖，用水定容至 1000 mL。4 ℃ 避光贮存，两周内有效。

除非另有特殊说明，本方法中所用试剂均为分析纯试剂。

4. 实验步骤

（1）取样方法。

样品混匀后平铺成方形，用四分法取样。干样不少于 200 g，鲜样不少于 1000 g；子实体单个质量大于 200 g 的样品，取样不应少于 5 个。

（2）样品制备。

干样直接用剪刀剪成小块，在 80 ℃ 干燥箱内烘至发脆，后置于干燥器内冷却，立即粉碎。粉碎样品过孔径为 0.9 mm 的筛。未能过筛的部分再次粉碎或者研磨后再次过筛，直到全部样品过筛为止。过筛后的样品装入清洁的广口瓶密封保存，备用。鲜样用手撕或者刀切成小块，50 ℃ 鼓风干燥 6 h 以上，待样品半干之后再逐步提高温度至 80 ℃，烘至发脆，后置于干燥器内冷却，立即粉碎。粉碎、过筛方法同前述。

（3）样品水解。

称取约 0.25 g 试样，精确到 0.001 g。按照 GB 5009.3—2016 规定的方法测定样品含水率。将样品小心倒入 250 mL 锥形瓶中，加 50 mL 水和 15 mL 浓盐酸。装上冷凝回流装置，置于 100 ℃ 水浴中水解 3 h。冷却至室温以后，过滤，再用蒸馏水洗涤滤渣，合并滤液及洗液，用水定容至 250 mL。此溶液为样品测试液。

（4）葡萄糖标准曲线绘制。

分别准确吸取葡萄糖标准溶液 0 mL、0.2 mL、0.4 mL、0.6 mL、0.8 mL、1.0 mL 分别置于 10 mL 具塞试管中，用水补齐至 1.0 mL。向试管中加入 1.0 mL 苯酚溶液，然后快速加入 5.0 mL 浓硫酸（与液面垂直加入，不要接触试管壁，以便充分反应），反应液静置 10 min。使用漩涡振荡器混合反应液，然后将试管置于 30 ℃ 水浴锅中反应 20 min。取适量体积的反应液在 490 nm 处测量吸光度。以葡萄糖质量浓度为横坐标、吸光度为纵坐标，绘制标准曲线。

（5）样品测定。

准确吸取样品测试液 0.2 mL 于 10 mL 具塞试管，用水补齐至 1.0 mL。向试管中加入 1.0 mL 苯酚溶液，然后快速加入 5.0 mL 浓硫酸（与液面垂直加入，不要接触试管壁，以便充分反应），反应液静置 10 min。使用漩涡振荡器混合反应液，然后将试管置于 30 ℃ 水浴锅中反应 20 min。取适量体积的反应液在 490 nm 处测量吸光度。以空白溶液调零，以标准曲线计算总糖含量。

（6）空白实验。

空白实验与测定样品平行进行，同样的方法和试剂，不加入样品而已。

5. 结果计算

试样中总糖的含量按下式计算：

$$\omega = \frac{m_1 \times V_1 \times 10^{-6}}{m_2 \times V_2 \times (1 - W)} \times 100$$

式中：

ω：样品中总糖的含量以质量分数计，数值以百分率表示（%）；

m_1：从标准曲线上查得样品测定液葡萄糖的含量，单位为微克（μg）；

V_1：样品经过前处理后定容的体积，单位为毫升（mL）；

m_2：样品质量，单位为克（g）；

V_2：比色测定时吸取样品测定液的体积，单位为毫升（mL）；

W：样品含水量，数据以百分率表示（%）。

计算结果以葡萄糖计，精确到小数点后 1 位。

6. 注意事项

（1）采集食用菌样品、处理样品要严格按照本实验的方法进行。

（2）平行实验的 2 次独立结果，测定值的绝对差值不得超过 2 个测定值的算术平均值的 10%。

（3）使用分光光度计前应仔细阅读说明，预热，按照实际仪器操作。

（4）比色皿注意清洁，液体量不应超过 2/3，也不应该过少。注意区分比色皿的光面和毛面，保护好精密仪器。

（5）标准曲线绘制要准确，决定系数（R^2）不能过低，尽量接近于 1。

（6）使用浓硫酸、浓盐酸时要注意安全。

7. 思考题

（1）加入浓硫酸后，可以观察到什么现象？

（2）标准曲线绘制时，应该注意什么？

（3）分光光度计的比色原理是什么？

（杨丽丽）

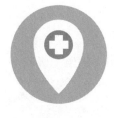

实验五 | 食品中主要矿物质含量的测定

矿物质是维持机体生命活动所必需的元素，虽然不是体内的能量来源，但参与细胞组织构成和生理活动调节。与蛋白质、脂肪和碳水化合物等营养素不同的是，矿物质不能在体内合成，而且每天都有一定量的矿物质随着尿液、粪便、汗液、毛发、指甲、上皮细胞脱落以及月经、哺乳等途径排出体外。因此，为满足机体的需要，必须不断地从饮食中补充矿物质。矿物质缺乏与过量均会对机体产生危害，某些矿物质元素在体内的生理剂量与中毒剂量范围较窄，摄入过多易产生毒性作用。因此，对食品中主要矿物质含量的测定具有重要的意义。

一、食品中钙、铁、锌的测定（火焰原子吸收分光光度法）

（一）实验目的

掌握通过湿法或干法消化技术制备食品中钙、铁、锌的分析样品及用火焰原子吸收分光光度法测定食物中的钙、铁、锌的含量。

（二）实验原理

样品经湿法消化（或干法灰化）处理后，待测液导入原子吸收分光光度计中，经火焰原子化，并在光路中分别测定钙、铁和锌原子对特定波长谱线的吸收，其吸收量与含量成正比，可通过与标准系列比较定量。测定钙时，需用镧作释放剂，以消除磷酸干扰。

（三）仪器和试剂

1. 仪器

（1）原子吸收分光光度计（钙、铁、锌空心阴极灯）。

（2）马弗炉。

（3）石英坩埚或瓷坩埚。

（4）天平（感量为 0.1 mg）。

2. 试剂

（1）盐酸。

（2）硝酸。

（3）高氯酸。

（4）氧化镧（La_2O_3）。

（5）碳酸钙（分子量为 100.05，光谱纯）。

（6）纯铁粉（光谱纯）。

（7）纯锌（光谱纯）。

3. 试剂配制

（1）混合酸消化液：硝酸与高氯酸比例为 4∶1。

（2）50% 硝酸溶液：量取 50 mL 硝酸，加水稀释至 100 mL。

（3）氧化镧溶液（20 g/L）：称取 23.45 g 氧化镧（纯度大于 99.99%），加 75 mL 盐酸于 1000 mL 容量瓶中，加水稀释至刻度。

（4）钙标准溶液（1000 μg/mL）：称取 2.4963 g 碳酸钙（纯度大于 99.99%），加 20% 盐酸 100 mL 溶解，并用去离子水定容于 1000 mL 容量瓶中。贮存于聚乙烯瓶内，4 ℃ 保存。

（5）铁标准溶液（1000 μg/mL）：称取金属铁粉1.0000 g，用50%硝酸溶液40 mL溶解，并用去离子水定容于1000 mL容量瓶中。贮存于聚乙烯瓶内，4 ℃保存。

（6）锌标准溶液（1000 μg/mL）：称取金属锌1.0000 g，用50%硝酸溶液40 mL溶解，并用去离子水定容于1000 mL容量瓶中。贮存于聚乙烯瓶内，4 ℃保存。

注：钙、铁和锌标准溶液可以直接购买相应元素的有证国家标准物质作为标准液。

（7）各元素的标准储备液：准确吸取钙标准液10 mL，用氧化镧溶液（20 g/L）定容于100 mL容量瓶中；准确吸取铁标准液10 mL、锌标准液10 mL，用2%盐酸分别定容于100 mL容量瓶中，得到上述各元素的储备液。质量浓度均为100 μg/mL。

（四）实验步骤

1. 样品制备

湿样（如蔬菜、水果、鲜鱼、鲜肉等）用水清洗干净后，再用去离子水充分洗净。干粉类样品（如面粉、奶粉等）取样后立即装容器密封保存，防止污染。

2. 样品消化

（1）湿法消化。

精确称取均匀样品，干样0.5～1.5 g（湿样2.0～4.0 g，饮料等液体样品5.0～10.0 g），放入250 mL高型烧杯内，加混合酸消化液20～30 mL，上盖表皿。置于电热板或电沙浴上加热消化。如未消化好而酸液过少时，再补加几毫升混合酸消化液，继续加热消化，直至无色透明为止。加入几毫升去离子水，加热以除去多余的硝酸。待烧杯中的液体接近2～3 mL时，取下冷却。测定钙时用去离子水洗并转移入10 mL刻度试管中，加氧化镧溶液定容至刻度，测定铁和锌时用去离子水洗并转移入10 mL刻度试管中用去离子水定容。

取与消化样品相同量的混合酸消化液，按上述操作进行试剂空白试验测定。

（2）干法灰化。

称取混合的固体试样约5 g或液体样品约15 g（精确到0.0001 g）于坩埚中，在电炉上小火炭化至无烟后移入马弗炉中，（500±25）℃灰化约8 h后，如有黑色碳粒，冷却后，滴加少许硝酸溶液润湿，在电炉上小火蒸干后，再移入（500±25）℃马弗炉中灰化成白色灰烬。冷却至室温后取出，加入20%盐酸5 mL使灰烬充分溶解（可在电炉上小火加热）。冷却至室温后，移入50 mL容量瓶中，用去离子水定容，同时处理2个空白样品。

（3）样品待测液的制备。

1）钙待测液：湿法处理的样品液直接上机。从干法处理后样品液中准确吸取1 mL加入100 mL容量瓶中，加入5 mL氧化镧溶液，用去离子水定容。采用同样方法处理空白样品。

2）铁和锌待测液：湿法或干法处理后的样品液均可直接上机测定。

（4）测定。

1）标准系列使用曲线的配制：分别准确吸取各元素的标准储备液2 mL、4 mL、6 mL、8 mL、10 mL于100 mL容量瓶中，配制铁和锌使用液，用2%盐酸定容。配制钙使用液时，在准确吸取标准储备液的同时吸取5 mL氧化镧溶液于各容量瓶，用去离子水定容。各元素标准系列使用液浓度分别为2 μg/mL、4 μg/mL、6 μg/mL、8 μg/mL、10 μg/mL。

2）标准曲线的绘制：按照仪器说明书将仪器工作条件调整到测定各元素的最佳状态，选用灵敏吸收线钙 422.7 nm、铁 248.3 nm、锌 213.9 nm 将仪器调整好并预热后，测定铁和锌时用毛细管吸喷 2% 盐酸调零，测定钙时先吸取氧化镧溶液 5 mL，用去离子水定容到 100 mL，再用毛细管吸喷该溶液调零，分别测定各元素标准工作液的吸光度。以标准系列使用液浓度为横坐标、对应的吸光度为纵坐标，绘制标准曲线。

3）样品待测液的测定：调整好仪器最佳状态，按上述方法调零后，分别吸喷样品待测液及空白样液以测定吸光度。查出标准曲线得对应的质量浓度。

（五）结果计算

以各浓度标准溶液与对应的吸光度绘制标准曲线，测定用样品液及试剂空白液由标准曲线查出浓度值（C 及 C_0），再按下式计算：

$$X = \frac{(C - C_0) \times V \times f \times 100}{m \times 1000}$$

式中：

X：样品中各元素的含量，单位为毫克每百克（mg/100 g）；

C：测定用样品液中元素的浓度（由标准曲线查出），单位为微克每毫升（μg/mL）；

C_0：试剂空白液中元素的浓度（由标准曲线查出），单位为微克每毫升（μg/mL）；

V：样品定容体积，单位为毫升（mL）；

f：稀释倍数；

m：样品质量，单位为克（g）；

$\frac{100}{1000}$：折算成每百克样品中钙的含量，以毫克（mg）计。

以重复条件下获得的 2 次测定结果的算术平均值表示，结果保留 3 位有效数字。

（六）注意事项

（1）除非另有注明，本实验所用试剂均为优级纯试剂。

（2）所用玻璃仪器均以硫酸－重铬酸钾洗液浸泡数小时，再用洗衣粉充分洗刷后用水反复冲洗，最后用去离子水冲洗晒干或烘干，方可使用。

（3）样品制备过程中应特别注意防止各种污染。所用设备必须是不锈钢制品，所用容器必须是玻璃或聚乙烯制品。做钙测定的样品不能用石磨研碎。测定锌时避免使用橡皮膏等含锌的用品。

（4）干燥样品在加混合酸消化前先加入少量水湿润，防止混合酸加入后立即炭化结块而延长消化时间。

（5）本方法的检出限分别为：钙 1.0 mg/100 g、铁 0.02 mg/100 g、锌 0.02 mg/100 g。

（七）思考题

测定食品中钙、铁、锌时，选用试剂和器材应注意哪些问题？

二、食品中铬的测定（石墨炉原子吸收光谱法）

（一）实验目的

熟悉用微波消解或高压消解的方法制备食品中铬的分析样品，掌握用石墨炉原子吸收光谱法测定食物中铬的含量。

（二）实验原理

试样经消解处理后，采用石墨炉原子吸收光谱法，在 357. 9 nm 处测定吸收值，在一定浓度范围内通过其吸收值与标准系列溶液比较定量。

（三）仪器和试剂

1. 仪器

（1）原子吸收光谱仪、配石墨炉原子化器、附铬空心阴极灯。

（2）微波消解系统（配有消解内罐）。

（3）可调式电热炉。

（4）可调式电热板。

（5）压力消解器（配有消解内罐）。

（6）马弗炉。

（7）恒温干燥箱。

（8）电子天平：感量为 0. 1 mg 和 1 mg。

2. 试剂

（1）硝酸（HNO_3）。

（2）高氯酸（$HCLO_4$）。

（3）磷酸二氢铵（$NH_4H_2PO_4$）。

（4）标准品：重铬酸钾（$K_2Cr_2O_7$），纯度大于 99. 5% 或经国家认证并授予标准物质证书的标准物质。

3. 试剂配制

（1）硝酸溶液（5 + 95）：量取 50 mL 硝酸慢慢倒入 950 mL 水中，混匀。

（2）硝酸溶液（1 + 1）：量取 250 mL 硝酸慢慢倒入 250 mL 水中，混匀。

（3）磷酸二氢铵溶液（20 g/L）：称取 2. 0 g 磷酸二氢铵，溶于水中，并定容至 100 mL，混匀。

（4）标准溶液配制。

1）铬标准储备液：准确称取基准物质重铬酸钾（110 ℃，烘 2 h）1. 4315 g（精确至 0. 0001 g），溶于水中，移入 500 mL 容量瓶中，用硝酸溶液（5 + 95）稀释至刻度，混匀。此溶液每毫升含 1. 000 mg 铬。或购置经国家认证并授予标准物质证书的铬标准储备液。

2）铬标准使用液：将铬标准储备液用硝酸溶液（5 + 95）逐级稀释至每毫升含 100 ng 铬。

3）标准系列溶液的配制：分别吸取铬标准使用液（100 ng/mL）0 mL、0. 5 mL、1 mL、2 mL、3 mL、4 mL 于 25 mL 容量瓶中，用硝酸溶液（5 + 95）稀释至刻度，混匀。各容量瓶中每毫升分别含铬 0 ng、2 ng、4 ng、8 ng、12 ng、16 ng。或采用石墨炉自动进样器自动配制。

（四）实验步骤

1. 试样的预处理

（1）粮食、豆类等去除杂物后，粉碎，装入洁净的容器内，作为试样，密封，并标明标记。试样应于室温下保存。

（2）蔬菜、水果、鱼类、肉类及蛋类等水分含量高的鲜样，直接打成匀浆，装入洁净的容器内，作为试样，密封，并做明显标记。试样应于冰箱冷藏室保存。

2. 样品消解

（1）微波消解：准确称取试样 0.2～0.6 g（精确至 0.001 g）于微波消解罐中，加入 5 mL 硝酸，按照微波消解的操作步骤消解试样，参考条件见表 5－1。冷却后取出消解罐，在电热板上于 140～160 ℃赶酸至 0.5～1.0 mL。消解罐放冷后，将消化液转移至 10 mL 容量瓶中，用少量水洗涤消解罐 2～3 次，合并洗涤液，用水定容至刻度。同时做试剂空白试验。

表 5－1　微波消解参考条件

步骤	功率（1200 W 变化/%）	设定温度/℃	升温时间/min	恒温时间/min
1	0～80	120	5	5
2	0～80	160	5	10
3	0～80	180	5	10

（2）湿法消解：准确称取试样 0.5～3 g（精确至 0.001 g）于消化管中，加入 10 mL 硝酸、0.5 mL 高氯酸，在可调式电热炉上消解（参考条件：120 ℃保持 0.5～1 h、升温至 180 ℃ 2～4 h、升温至 200～220 ℃）。若消化液呈棕褐色，再加硝酸，消解至冒白烟，消化液呈无色透明或略带黄色，取出消化管，冷却后用水定容至 10 mL。同时做试剂空白试验。

（3）高压消解：准确称取试样 0.3～1 g（精确至 0.001 g）于消解内罐中，加入 5 mL 硝酸。盖好内盖，旋紧不锈钢外套，放入恒温干燥箱，于 140～160 ℃下保持 4～5 h。在箱内自然冷却至室温，缓慢旋松外罐，取出消解内罐，放在可调式电热板上于 140～160 ℃赶酸至 0.5～1.0 mL。冷却后将消化液转移至 10 mL 容量瓶中，用少量水洗涤内罐和内盖 2～3 次，合并洗涤液于容量瓶中并用水定容至刻度。同时做试剂空白试验。

（4）干法灰化：准确称取试样 0.5～3 g（精确至 0.001 g）于坩埚中，小火加热，炭化至无烟，转移至马弗炉中，于 550 ℃恒温 3～4 h。取出冷却，对于灰化不彻底的试样，加数滴硝酸，小火加热，小心蒸干，再转入 550 ℃高温炉中，继续灰化 1～2 h，至试样呈白灰状，从高温炉取出冷却，用硝酸溶液（1＋1）溶解并水定容至 10 mL。同时做试剂空白试验。

3. 测定

（1）仪器测试条件：根据各自仪器性能调至最佳状态。石墨炉原子吸收法参考条件：

1）波长：357.9 nm；

2）狭缝：0.2 nm；

3）灯电流：5 mA；

4）干燥：（85～120）℃／（40～50）s；

5）灰化：900 ℃/（20～30）s；

6）原子化：2700 ℃/（4～5）s。

（2）标准曲线的制作：将标准系列溶液工作液按浓度由低到高的顺序分别取 10 μL（可根据使用仪器选择最佳进样量），注入石墨管，原子化后测其吸光度值，以浓度为横坐标、吸光度值为纵坐标，绘制标准曲线。

（3）试样测定：在与测定标准溶液相同的实验条件下，将空白溶液和样品溶液分别取 10 μL（可根据使用仪器选择最佳进样量），注入石墨管，原子化后测其吸光度值，与标准系列溶液比较定量。对有干扰的试样应注入 5 μL（可根据使用仪器选择最佳进样量）的磷酸二氢铵溶液（20 g/L）。

（五）结果计算

试样中铬的含量按下式计算：

$$X = \frac{(C - C_0) \times V}{m \times 1000}$$

式中：

X：样品中铬的含量，单位为毫克每千克（mg/kg）；

C：测定样液中铬的含量，单位为纳克每毫升（ng/mL）；

C_0：空白液中铬的含量，单位为纳克每毫升（ng/mL）；

V：样品消化液的定容总体积，单位为毫升（mL）；

m：样品称样量，单位为克（g）；

1000：换算系数。

当分析结果≥1 mg/kg 时，保留 3 位有效数字；当分析结果小于 1 mg/kg 时，保留两位有效数字。

（六）注意事项

（1）所用玻璃仪器均需以硝酸溶液（1＋4）浸泡 24 h 以上，用水反复冲洗，最后用去离子水冲洗干净。

（2）精密度在重复性条件下获得的两次独立测定结果的绝对差值不得超过算术平均值的 20%。

（3）以称样量 0.5 g，定容至 10 mL 计算，方法检出限为 0.01 mg/kg，定量限为 0.03 mg/kg。

（七）思考题

（1）本实验列举了微波消解、湿法消解、高压消解、干法灰化 4 种样品消解方法，分析其优缺点。

（2）如何确定原子吸收光谱仪的最佳状态？

三、食品中碘的测定（气相色谱法）

（一）实验目的

碘是人体的必需微量元素之一，健康成人体内碘的总量为 20～50 mg。机体所需要的碘主要从饮用水、食物及食盐中获取，富含碘的食物来源主要有海带等大型海藻、海产品以及蔬菜，还有强化碘的食品如乳粉、食盐等。不同食物中碘含量需要采用适宜的方法进行测定。通过本实验熟悉食物中碘测定的方法，掌握添加碘酸盐的加碘食用盐中碘的测定方法。

（二）气相色谱法

1. 实验原理

气相色谱法适用于婴幼儿食品和乳品中碘的测定。试样中的碘在硫酸条件下与丁酮反应生成丁酮与碘的衍生物，经气相色谱分离，带电子捕获检测器检测，用外标法定量。

2. 仪器和试剂

（1）仪器。

1）分析天平（感量为 0.1 mg）。

2）气相色谱仪（带电子捕获检测器）。

（2）试剂：除非另有说明，本方法所有试剂所用试剂均为分析纯。水为 GB/T 6682 规定的一级水。

1）高峰氏淀粉酶（Taka – Diastase）：酶活力 ≥ 1.5 U/mg。

2）碘化钾（KI）：优级纯。

3）碘酸钾（KIO_3）：优级纯。

4）丁酮（C_4H_8O）：色谱纯。

5）硫酸（H_2SO_4）：优级纯。

6）正己烷（C_6H_{14}）。

7）无水硫酸钠（Na_2SO_4）。

（3）试剂配制。

1）双氧水（3.5%）：吸取 11.7 mL 体积分数为 30% 的双氧水稀释至 100 mL。

2）亚铁氰化钾溶液（109 g/L）：称取 109 g 亚铁氰化钾，用水定容至 1000 mL 容量瓶中。

3）乙酸锌溶液（219 g/L）：称取 219 g 乙酸锌，用水定容至 1000 mL 容量瓶中。

4）碘标准贮备液（1.0 mg/mL）：称取 131 mg 碘化钾（精确至 0.1 mg）或 168.5 mg 碘酸钾（精确至 0.1 mg），用水溶解并定容至 100 mL，（5±1）℃ 冷藏保存，一个星期内有效。

5）碘标准工作液（1.0 μg/mL）：准确移取 10.0 mL 碘标准贮备液，用水定容至 100 mL 混匀，再移取 1.0 mL，用水定容至 100 mL 混匀，临用前配制。

3. 实验步骤

（1）试样制备。

1）不含淀粉的试样：称取混合均匀的固体试样 5 g、液体试样 20 g（精确至 0.0001 g）于 150 mL 三角瓶中，固体试样用 25 mL 约 40 ℃ 热水溶解。

2）不含淀粉的试样：称取混合均匀的固体试样 5 g、液体试样 20 g（精确至 0.0001 g）于 150 mL 三角瓶中，加入 0.2 g 高峰氏淀粉酶，固体试样用 25 mL 约 40 ℃ 热水充分溶解，置于 50～60 ℃ 恒温箱中酶解 30 min，取出冷却。

（2）试样溶液制备。

1）沉淀：将上述处理过的试样溶液转入 100 mL 容量瓶中，加入 5 mL 亚铁氰化钾溶液和 5 mL 乙酸锌溶液，用水定容，充分振摇后静置 10 min，过滤，吸取滤液 10 mL 于 100 mL

分液漏斗中，加入 10 mL 水。

2）衍生与提取：向分液漏斗中加入 0.7 mL 硫酸、0.5 mL 丁酮、2.0 mL 双氧水，充分混匀，室温下保持 20 min 后，加入 20 mL 正己烷，震荡萃取 2 min。静置分层后，将水相移入另一分液漏斗中，再进行第二次萃取。合并有机相，用水洗涤 2～3 次。通过无水硫酸钠过滤脱水后移入 50 mL 容量瓶中，用正己烷定容，此为试样测定液。

（3）碘标准测定液的制备：分别移取 1.0 mL、2.0 mL、4.0 mL、8.0 mL、12.0 mL 碘标准工作液，相当于 1.0 μg、2.0 μg、4.0 μg、8.0 μg、12.0 μg 的碘，其他分析步骤同试样溶液制备。

（4）测定。

1）参考色谱条件。

色谱柱：填料为 5% 氰丙基 – 甲基聚硅氧烷的毛细管柱（柱长 30 m，内径 0.25 mm，膜厚 0.25 μm）或具同等性能的色谱柱。

进样口温度：260 ℃。

ECD 检测器温度：300 ℃。

分流比：1∶1。

进样量：1.0 μL。

程序升温：见表 5 – 2。

表 5 – 2　程序升温

升温速率/（℃/min）	温度/℃	持续时间/min
	50	9
30	220	3

2）标准曲线的制作：将碘标准测定液分别注入气相色谱仪中得到标准测定液的峰面积（或峰高）。以标准测定液的峰面积（或峰高）为纵坐标，以碘标准工作液中碘的质量为横坐标制作标准曲线。

3）试样溶液的测定：将试样测定液注入气相色谱仪中得到峰面积（或峰高），从标准曲线中获得试样中碘的含量（μg）。

4. 结果计算

试样中碘的含量按下式计算：

$$X_3 = \omega / m_3$$

式中：

X_3：试样中碘的含量，单位为毫克每千克（mg/kg）；

ω：从标准曲线中查得试样中碘的含量，单位为微克（μg）；

m_3：试样的质量，单位为克（g）。

以重复性条件下获得的两次独立测定结果的算术平均值表示，结果保留至小数点后一位。

5. 注意事项

（1）精密度：在重复性条件下获得的 2 次独立测定结果的绝对差值不超过算术平均值的 10%。

（2）此方法的检出限为 0.02 mg/kg。

四、食品中硒的测定（氢化物原子荧光光谱法）

（一）实验目的

掌握用氢化物原子荧光光谱法测定食物中硒的含量。

（二）实验原理

试样经酸加热消化后，在 6 mol/L 盐酸介质中，将试样中的六价硒还原成四价硒，用硼氢或硼氢化钾作还原剂，将四价硒在盐酸介质中还原成硒化氢（H_2Se），由载气（氩气）带入原子器中进行原子化，在硒空心阴极灯照射下，基态硒原子被激发至高能态，在去活化回到基态时，射出特征波长的荧光，其荧光强度与硒含量成正比；与标准系列比较定量。

（三）仪器和试剂

1. 仪器

（1）原子荧光光谱仪（带硒空心阴极灯）。

（2）电热板。

（3）微波消解系统。

（4）天平（感量为 1 mg）。

（5）粉碎机。

（6）烘箱。

2. 试剂

除非另有规定，本方法所使用试剂均为分析纯，水为 GB/T 6682 规定的三级水。

（1）硝酸：优级纯。

（2）高氯酸：优级纯。

（3）盐酸：优级纯。

（4）混合酸：将硝酸与高氯酸按 9∶1 体积混合。

（5）氢氧化钠：优级纯。

（6）硼氢化钠溶液（8 g/L）：称取 8.0 g 硼氢化钠（$NaBH_4$），溶于氢氧化钠溶液（5 g/L）中，然后定容至 1000 mL，混匀。

（7）铁氰化钾溶液（100 g/L）：称取 10 g 铁氰化钾{$K_3[Fe(CN)_6]$}，溶于 100 mL 水中，混匀。

（8）硒标准储备液：精确称取 100 mg 硒（光谱纯），溶于少量硝酸中，加 2 mL 高氯酸，置沸水浴中加热 3～4 h，冷却后再加 8.4 mL 盐酸，再置沸水浴中煮 2 min，准确稀释至 1000 mL，其盐酸浓度为 0.1mol/L，此储备液浓度为每毫升相当于 100 μg 硒。

（9）硒标准应用液：取 100 μg/mL 硒标准储备液 1 mL，定容至 100 mL，此应用液浓度为 1 μg/mL。注：也可购买该元素有证国家标准溶液。

（10）盐酸（6 mol/L）：量取 50 mL 盐酸缓慢加入 40 mL 水中，冷却后定容至 100 mL。

（11）过氧化氢（30%）。

（四）实验步骤

1. 试样制备

（1）粮食：试样用水洗 3 次，于 60 ℃烘干，粉碎，储于塑料瓶内，备用。

（2）蔬菜及其他植物性食物：取可食部用水洗净后用纱布吸去水滴，打成匀浆后备用。

（3）其他固体试样：粉碎，混匀，备用。

（4）液体试样：混匀，备用。

（5）试样消解：①电热板加热消解：称取 0.5～2 g（精确至 0.001 g）试样，液体试样吸取 1～10 mL，置于消化瓶中，加 10 mL 混合酸及几粒玻璃珠，盖上表面皿冷消化过夜。次日于电热板上加热，并及时补加硝酸。当溶液变为清亮无色并伴有白烟时，再继续加热至剩余体积 2 mL 左右，切不可蒸干。冷却，再加 5 mL 盐酸（6 mol/L），继续加热至溶液变为清亮无色并伴有白烟出现，将六价硒还原成四价硒。冷却，转移至 50 mL 容量瓶中定容，混匀备用。同时做空白试验。②微波消解：称取 0.5～2 g（精确至 0.001 g）试样于消化管中，加 10 mL 硝酸、2 mL 过氧化氢，振摇混合均匀，于微波消化仪中消化，其消化推荐条件见表 5－3（可根据不同的仪器自行设定消解条件）：冷却后转入三角瓶中，加入几粒玻璃珠，在电热板上继续加热至近干，切不可蒸干。再加入 5 mL 盐酸，继续加热至溶液变为清亮无色并伴有白烟出现，将六价硒还原成四价硒。冷却，转移试样消化液于 25 mL 容量瓶中定容，混匀备用。同时做空白试验。

吸取 10 mL 试样消化液于 15 mL 离心管中，加盐酸 2 mL，铁氰化钾溶液 1 mL，混匀待测。

表5－3 微波消解参考条件

步骤	功率/（1600 W/%）	设定温度/℃	升温时间/min	恒温时间/min
1	100	120	6	1
2	100	150	3	5
3	100	200	5	10

2. 标准曲线的配制

分别取 0 mL、0.1 mL、0.2 mL、0.3 mL、0.4 mL、0.5 mL 标准应用液于 15 mL 离心管中用去离子水定容至 10 mL，再分别加入盐酸（6 mol/L）2 mL、铁氰化钾溶液 1.0 mL，混匀，制成标准工作曲线。

3. 测定

（1）仪器参考条件；

1）负高压：340 V；

2）灯电流：100 mA；

3）原子化温度：800 ℃；

4）炉高：8 mm；

5）载气流速：500 mL/min；

6）屏蔽气流速：1000 mL/min；

7）测量方式：标准曲线法；

8）读数方式：峰面积；

9）延迟时间：1 s；

10）读数时间：15 s;；

11）加液时间：8 s；

12）进样体积：2 mL。

（2）测定：设定好仪器最佳条件，逐步将炉温升至所需温度后，稳定 10 ～ 20 min 后开始测量。连续用标准系列的零管进样，待读数稳定之后，转入标准系列测量，绘制标准曲线。转入试样测量，分别测定试样空白和试样消化液，每测不同的试样前都应清洗进样器。

（五）结果计算

试样中硒的含量按下式计算：

$$X = \frac{(C - C_0) \times V \times 1000}{m \times 1000 \times 1000}$$

式中：

X：试样中硒的含量，单位为毫克每千克或毫克每升（mg/kg 或 mg/L）；

C：试样消化液测定浓度，单位为纳克每毫升（ng/mL）；

C_0：试样空白消化液测定浓度，单位为纳克每毫升（ng/mL）；

m：试样质量（体积），单位为克或毫升（g 或 mL）；

V：试样消化液总体积，单位为毫升（mL）。

以重复性条件下获得的 2 次独立测定结果的算术平均值表示，结果保留 3 位有效数字。此方法的检出限为 3 ng，线性范围为 0.01 ～ 0.20 µg。

（六）注意事项

（1）精密度：在重复性条件下获得的两次独立测定结果的绝对差值不得超过算术平均值的 10%。

（2）食品中含有各种形态的硒，样品消化可将食品中有机物破坏及将有机硒转化为无机硒。氢化物原子荧光光谱法测定硒时只有四价硒参与反应，因此需将其他价态的硒转化为四价硒，用硝酸－高氯酸或硫酸－硝酸－高氯酸等缓和酸进行消化只能将样品中低于四价的硒转化为四价硒，六价硒则一般采用 4 ～ 6 mol/L 盐酸加热进行还原，加热温度不宜过高，通常控制在 120 ℃以下，如果不进行还原反应，测定结果就会偏低。

（七）思考题

（1）试样制备时加入铁氰化钾的作用是什么？

（2）用含硫酸的混合酸消化样品时，若硫酸含硒量高，如何进行除硒？

（杨丽丽）

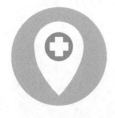

实验六 | 食品中主要维生素含量的测定

一、食品中维生素 A、维生素 E 含量的测定

（一）实验目的

通过测定食品中维生素 A、维生素 E 含量，可以评价该食品中相应维生素的营养价值，同时也可以了解人体维生素的摄入情况。

（二）实验原理

试样中的维生素 A、维生素 E 经皂化提取处理后，将其不可皂化的部分提取至有机溶剂中，用高效液相色谱 C_{18} 反相柱将维生素 A 分离，经紫外检测器检测，并用内标法定量测定。

（三）主要仪器和试剂

1. 主要仪器、设备

高效液相色谱仪带紫外分光检测器、旋转蒸发器、高速离心机、1.5～3.0 mL 塑料离心管（与高速离心机配套）、高纯氮气、恒温水浴锅、紫外分光光度计。

2. 主要试剂

（1）无水乙醚：不含有过氧化物。过氧化物的检查方法如下：

1）释用 5 mL 乙醚加 1 mL 10% 碘化钾溶液，振摇 1 min，如有过氧化物则放出游离碘，水层呈黄色。若加 4 滴 0.5% 淀粉溶液，水层呈蓝色。该乙醚需处理后使用。

2）去除过氧化物的方法：重蒸乙醚时，瓶中放入纯铁丝或铁末少许，弃去 10% 初馏液和 10% 残馏液。

（2）无水乙醇：不含有醛类物质。

1）检查方法：取 2 mL 银氨溶液于试管中，加入少量乙醇，摇匀，再加入氢氧化钠溶液，加热，放置冷却后，若有银镜反应则表示乙醇中有醛。

2）脱醛方法：取 2 g 硝酸银溶于少量水中，取 4 g 氢氧化钠溶于温乙醇中，将两者倾入 1 L 乙醇中，振摇后，放置暗处两天（不时摇动，促进反应），经过滤，置蒸馏瓶中蒸馏，弃去初蒸出的 50 mL。当乙醇中含醛较多时，硝酸银用量适当增加。

（3）无水硫酸钠。

（4）甲醇：重蒸后使用。

（5）重蒸水：水中加少量高锰酸钾，临用前蒸馏。

（6）抗坏血酸溶液（100 g/L）：临用前配制。

（7）氢氧化钾溶液（1 + 1）：100 g 氢氧化钾溶解在 100 mL 水中。

（8）氢氧化钠溶液（100 g/L）：100 g 氢氧化钠溶解在 1000 mL 水中。

（9）硝酸银溶液（50 g/L）：50 g 硝酸银溶解在 1000 mL 水中。

（10）银氨溶液：加氨水至上述硝酸银溶液中，直至生成的沉淀重新溶解为止，再加氢氧化钠溶液（100 g/L）数滴，如发生沉淀，再加氨水直至溶解。

（11）维生素 A 标准液：视黄醇（纯度 85%）或视黄醇乙酸酯（纯度 90%）经皂化处理后使用，用脱醛乙醇分别溶解维生素 A 标准品，使其浓度大约为 1 mL 相当于 1 mg，临用前用紫外分光光度计分别标定其准确浓度。

（12）维生素 E 标准液：α－生育酚（纯度 95%）、β－生育酚（纯度 95%）、δ－生

育酚（纯度 95%），用脱醛乙醇分别溶解以上 3 种维生素 E 标准品，使其浓度大约为 1 mL 相当于 1 mg，临用前用紫外分光光度计分别标定此 3 种维生素 E 的准确浓度。

（13）内标溶液：称取苯并［e］芘（纯度 98%），用脱醛乙醇配制成每 1 mL 相当 10 μg 苯并［e］芘的内标溶液。

（14）pH 1～10 试纸。

（四）实验步骤

1. 试样处理

（1）皂化：称取 1～10 g 试样（含维生素 A 约 3 μg，维生素 E 异构体约 40 μg）于皂化瓶中，加 30 mL 无水乙醇，进行搅拌，直到颗粒物分散均匀为止。加 5 mL 10% 抗坏血酸、苯并［e］芘标准液 2 mL，混匀。加 10 mL 氢氧化钾（1＋1），混匀。于沸水浴回流 30 min 使皂化完全。皂化后立即放入冰水中冷却。

（2）提取：将皂化后的试样移入分液漏斗中，用 50 mL 水分 2～3 次清洗皂化瓶，洗液并入分液漏斗中。用约 100 mL 乙醚分两次清洗皂化瓶及其残渣，乙醚液并入分液漏斗中。如有残渣，可将此液通过有少许脱脂棉的漏斗滤入分液漏斗。轻轻振摇分液漏斗 2 min，静置分层，弃去水层。

（3）洗涤：用约 50 mL 水清洗分液漏斗中的乙醚层，用 pH 试纸检验直至水层不显碱性（最初水洗轻摇，逐次振摇强度可增加）。

（4）浓缩：将乙醚提取液经过无水硫酸钠（约 5 g）滤入与旋转蒸发器配套的 250～300 mL 球形蒸发瓶内，用约 100 mL 乙醚冲洗分液漏斗及无水硫酸钠 3 次，并入蒸发瓶内，并将其接至旋转蒸发器上，于 55 ℃ 水浴中减压蒸馏并回收乙醚，待瓶中剩下约 2 mL 乙醚时，取下蒸发瓶，立即用氮气吹掉乙醚，立即加入 2 mL 乙醇，充分混合，溶解提取物。

（5）将乙醇液移入一小塑料离心管中，离心 5 min（5000 r/min）。上清液供色谱分析。如果试样中维生素含量过少，可用氮气将乙醇液吹干后，再用乙醇重新定容，并记下体积比。

2. 标准曲线的制备

（1）维生素 A 和维生素 E 标准浓度的标定：取维生素 A 和各维生素 E 标准液若干微升，分别稀释至 3 mL 乙醇中，并分别按给定波长测定各维生素的吸光值。用比吸光系数计算出该维生素的浓度。测定条件见表 6-1。

表 6-1　维生素 E 标准浓度的标定

标准	加入标准液的量/（V/μL）	比吸光系数/（$E^{1\%}$）	波长/（λ/nm）
视黄醇	10.00	1835	325
α - 生育酚	100.00	71	294
β - 生育酚	100.00	92.8	298
δ - 生育酚	100.00	91.2	298

浓度按照下式计算：

$$C_1 = \frac{A}{E} \times \frac{1}{100} \times \frac{3.00}{V \times 10^{-3}}$$

式中：

C_1：维生素浓度，单位为克每毫升（g/mL）；

A：维生素的平均紫外线吸光度值；

E：某种维生素1%比吸光系数；

V：加入标准液的量，单位为微升（μL）；

$3.00 /（V \times 10^{-3}）$：标准液稀释倍数。

（2）标准曲线的制备：本标准采用内标法定量。把一定量的维生素A、α-生育酚、β-生育酚、δ-生育酚及内标苯并［e］芘液混合均匀。选择合适灵敏度，使上述物质的各峰高度约为满量程70%，为高浓度点。高浓度的1/2为低浓度点（其内标苯并［e］芘的浓度值不变），用此种浓度的混合标准进行色谱分析。维生素标准曲线绘制是以维生素峰面积与内标物峰面积之比为纵坐标、维生素浓度为横坐标绘制，或计算直线回归方程。如有微处理机装置，则按照仪器说明用两点内标法进行定量。

3. 高效液相色谱分析

（1）预柱：Ultrasphere ODS　10 μm，4 mm × 4.5 cm。

（2）分析柱：Ultrasphere ODS　5 μm，4.6 mm × 25 cm。

（3）流动相：甲醇 + 水 = 98 + 2。混匀，临用前脱气。

（4）紫外检测器波长：300 nm。量程0.02 nm。

（5）进样量：20 μL。

（6）流速：1.7 mL/min。

4. 试样分析

取试样浓缩液20 μL，绘制出色谱图及色谱参数后，再进行定性和定量。

（1）定性：用标准物色谱峰的保留时间定性。

（2）定量：根据色谱图求出某种维生素峰面积与内标物峰面积的比值，以此值在标准曲线上查到其含量，或用回归方程求出其含量。

（五）结果计算

试样中维生素的含量按下式计算：

$$X = \frac{C}{m} \times V \times \frac{100}{1000}$$

式中：

X：维生素含量，单位为毫克每百克（mg/100 g）；

C：由标准曲线上查到某种维生素含量，单位为微克每毫升（μg/mL）；

V：试样浓缩定容体积，单位为毫升（mL）；

m：试样质量，单位为克（g）。

计算结果保留3位有效数字。

（六）注意事项

在重复条件下获得的2次独立测定结果的绝对值不得超过算术平均值的10%。

（七）思考题

（1）测定食品中维生素 A、维生素 E 含量时，为什么要在皂化步骤加入抗坏血酸？

（2）测定中所用的无水乙醇试剂为什么不得含有醛类物质？

二、食品中维生素 B_1（硫胺素）含量的测定

（一）实验目的

维生素 B_1（硫胺素）是机体代谢中不可缺少的物质，通过测定食品中硫胺素含量，可以判定食品的营养价值，同时也可以了解人体硫胺素的摄入情况。

（二）实验原理

硫胺素在碱性铁氰化钾溶液中被氧化成噻嘧色素，在紫外线照射下，噻嘧色素发出荧光。在给定的条件下，以及没有其他荧光物质干扰时，此荧光的强度与噻嘧色素量成正比，即与溶液中硫胺素含量成正比。如试样中含杂质过多，应经过离子交换剂处理，使硫胺素与杂质分离，然后以所得溶液做测定。

（三）主要仪器和试剂

1. 主要仪器

电热恒温培养箱，荧光分光光度计，Maizel-Gerson 反应瓶（如图 6-1 所示），盐基交换管（如图 6-2 所示）。

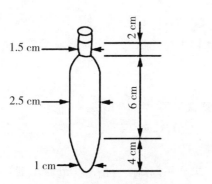

图 6-1　Maizel-Gerson 反应瓶

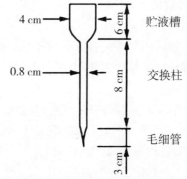

图 6-2　盐基交换管

2. 主要试剂

（1）正丁醇：需经重蒸馏后使用。

（2）无水硫酸钠。

（3）淀粉酶和蛋白酶。

（4）0.1 mol/L 盐酸：8.5 mL 浓盐酸（相对密度 1.19 或 1.20）用水稀释至 1000 mL。

（5）0.3 mol/L 盐酸：25.5 mL 浓盐酸用水稀释至 1000 mL。

（6）2 mol/L 乙酸钠溶液：164 g 无水乙酸钠溶于水中稀释至 1000 mL。

（7）氯化钾溶液（250 g/L）：250 g 氯化钾溶于水中稀释至 1000 mL。

（8）酸性氯化钾溶液（250 g/L）：8.5 mL 浓盐酸用 25% 氯化钾溶液稀释至 1000 mL。

（9）氢氧化钠溶液（150 g/L）：15 g 氢氧化钠溶于水中稀释至 100 mL。

（10）1% 铁氰化钾溶液（10 g/L）：1 g 铁氰化钾溶于水中稀释至 100 mL。置于棕色瓶内保存。

（11）碱性铁氰化钾溶液：取 4 mL 10 g/L 铁氰化钾溶液，用 150 g/L 氢氧化钠溶液稀释至 60 mL。用时现配，避光使用。

（12）乙酸溶液：30 mL 冰乙酸用水稀释至 1000 mL。

（13）活性人造浮石：称取 200 g 40～60 目的人造浮石，以 10 倍于其容积的热乙酸溶液搅洗 2 次，每次 10 min；再用 5 倍于其容积的 250 g/L 热氯化钾溶液搅洗 15 min；然后用稀乙酸溶液搅洗 10 min；最后用热蒸馏水洗至没有氯离子。于蒸馏水中保存。

（14）硫胺素标准储备液（0.1 mg/mL）：准确称取 100 mg 经氯化钙干燥 24 h 的硫胺素，溶于 0.01 mol/L 盐酸中，并稀释至 1000 mL。于冰箱中避光保存。

（15）硫胺素标准中间液（10 μg/mL）：将硫胺素标准贮备液用 0.01 mol/L 盐酸稀释 10 倍。于冰箱中避光保存。

（16）硫胺素标准使用液（0.1 μg/mL）：将硫胺素标准中间液用水稀释 100 倍，用时现配。

（17）溴甲酚绿溶液（0.4 g/L）：称取 0.1 g 溴甲酚绿，置于小研钵中，加入 1.4 mL 0.1 mol/L 氢氧化钠研磨片刻，再加入少许水继续研磨至完全溶解，用水稀释至 250 mL。

（四）主要实验步骤

1. 试样制备

（1）试样准备。

试样采集后用匀浆机打成匀浆于低温冰箱中冷冻保存，用时将其解冻后混匀使用。干燥试样要将其尽量粉碎后备用。

（2）提取。

1）准确称取一定量试样（估计其硫胺素含量为 10～30 μg，一般称取 2～10 g 试样），置于 100 mL 三角瓶中，加入 50 mL 0.1 mol/L 或 0.3 mol/L 盐酸使其溶解，放入高压锅中加热水解，121 ℃处理 30 min，凉后取出。

2）用 2 mol/L 乙酸钠调其 pH 为 4.5（以 0.4 g/L 溴甲酚绿为外指示剂）。

3）按 1 g 试样加入 20 mg 淀粉酶和 40 mg 蛋白酶的比例加入淀粉酶和蛋白酶。于 45～50 ℃温箱过夜保温（约 16 h）。

4）凉至室温，定容至 100 mL，然后混匀过滤，即为提取液。

（3）净化。

1）用少许脱脂棉铺于盐基交换管的交换柱底部，加水将棉纤维中气泡排出，再加约 1 g 活性人造浮石使之达到交换柱的 1/3 高度。保持盐基交换管中液面始终高于活性人造浮石。

2）用移液管加入提取液 20～60 mL（使通过活性人造浮石的硫胺素总量为 2～5 μg）。

3）加入约 10 mL 热蒸馏水冲洗交换柱，弃去洗液。如此重复 3 次。

4）加入 20 mL 250 g/L 酸性氯化钾（温度为 90 ℃左右），收集此液于 25 mL 刻度试管内，凉至室温，用 250 g/L 酸性氯化钾定容至 25 mL，即为试样净化液。

5）重复上述操作，将 20 mL 硫胺素标准使用液加入盐基交换管以代替试样提取液，即得到标准净化液。

（4）氧化。

1）将 5 mL 试样净化液分别加入 A、B 两个反应瓶。

2）在避光条件下将 3 mL 150 g/L 氢氧化钠加入反应瓶 A；将 3 mL 碱性铁氰化钾溶液加入反应瓶 B，振摇约 15 s，然后加入 10 mL 正丁醇；将 A、B 两个反应瓶同时用力振摇 1.5 min。

3）重复上述操作，用标准净化液代替试样净化液。

4）静置分层后吸去下层碱性溶液，加入 2～3 g 无水硫酸钠使溶液脱水。

2. 测定

（1）荧光测定条件：激发波长 365 nm，发射波长 435 nm，激发波狭缝 5 nm，发射波狭缝 5 nm。

（2）依次测定下列荧光强度：

1）试样空白荧光强度（试样反应瓶 A）；

2）标准空白荧光强度（标准反应瓶 A）；

3）试样荧光强度（试样反应瓶 B）；

4）标准荧光强度（标准反应瓶 B）。

（五）结果计算

试样中硫胺素的含量按下式计算：

$$X = (U - U_b) \times \frac{C \times V}{S - S_b} \times \frac{V_1}{V_2} \times \frac{1}{m} \times \frac{100}{1000}$$

式中：

X：试样中硫胺素含量，单位为毫克每百克（mg/100 g）；

U：试样荧光强度；

U_b：试样空白荧光强度；

C：硫胺素标准使用液浓度，单位为微克每毫升（μg/mL）；

V：用于净化的硫胺素标准使用液体积，单位为毫升（mL）；

S：标准荧光强度；

S_b：标准空白荧光强度；

V_1：试样水解后定容之体积，单位为毫升（mL）；

V_2：试样用于净化的提取液体积，单位为毫升（mL）；

m：试样质量，单位为克（g）；

100/1000：试样含量由 μg/g 换算成 mg/100 g 的系数；

计算结果保留 2 位有效数字。

（六）注意事项

在重复条件下获得的 2 次独立测定结果的绝对差值不得超过算术平均值的 10%。

（七）思考题

1. 氧化操作时碱性铁氰化钾溶液加入反应瓶后，为何振摇时间要控制在 15 s 内？

2. 使用盐基交换管净化时，使用酸性氯化钾的作用是什么？

三、食品中维生素 B₂（核黄素）含量的测定

（一）实验目的

维生素 B₂（核黄素）是机体的物质代谢和能量代谢中不可缺少的物质。通过测定食品中核黄素含量，可以了解人体核黄素的摄入情况。

（二）实验原理

核黄素受到波长为 440～500 nm 的光照射后能产生光黄素（lumiflavin），此物质能产生较强的荧光。在稀溶液中其荧光强度与核黄素浓度成正比。试液中再加入低亚硫酸钠（$Na_2S_2O_4$），将荧光素还原为无荧光物质。然后再测定试液中残余荧光物质的荧光强度，两者之差即为食品中核黄素所产生的荧光强度。最后，与标准比较定量。

（三）主要仪器和试剂

1. 主要仪器

荧光光度计、高压消毒锅、锥形烧瓶、核黄素吸附柱（如图 6-3 所示）。

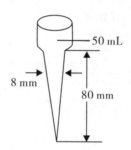

图 6-3 核黄素吸附柱

2. 主要试剂

（1）1.0 mol/L 盐酸溶液：吸取分析纯浓盐酸 83.3 mL 于 1 L 容量瓶中，加蒸馏水稀释至刻度。

（2）0.1 mol/L 盐酸溶液：将上液按 1∶10 稀释。

（3）4%氢氧化钠溶液、0.4%氢氧化钠溶液。

（4）3%高锰酸钾溶液。

（5）3%过氧化氢溶液。

（6）核黄素储备液（25 μg/mL）：精确称取已干燥过的核黄素（在干燥器中放置 24 h）25 mg，加少量蒸馏水溶解后倒入 1 L 容量瓶，加入蒸馏水 500 mL，加入 2.4 mL 冰醋酸，将其放在温水中摇动使颗粒完全溶解，冷却后稀释至刻度，加入少量甲苯，避光冷藏备用。

（7）核黄素工作液（0.1 μg/mL）：吸取储备液 1 mL，加水稀释至 250 mL。

（8）20%低亚硫酸钠溶液：用时现配，保存在冰水浴中，4 h 内有效。

（9）0.04%溴甲酚绿指示剂：称取 0.1 g 溴甲酚绿于小研钵中，加 1.4 mL 0.4%氢氧

化钠溶液研磨，加少许水继续研磨直至完全溶解，加水稀释至 250 mL。

（10）2.5 mol/L 无水乙酸钠溶液：使用时现配制。

（11）10% 木瓜蛋白酶溶液：使用前用 2.5 mol/L 无水乙酸钠溶液配制。

（12）10% 淀粉酶溶液：使用前用 2.5 mol/L 无水乙酸钠溶液配制。

（13）洗脱液：丙酮、冰醋酸、水（比例为 5∶2∶9）。

（四）主要实验步骤

1. 样品前处理

称取 2～10 g 样品（含 10～200 µg 核黄素）于 100 mL 锥形瓶中，加入 50 mL 0.1 mol/L 盐酸，搅拌使样品颗粒分散均匀后，置于高压锅内，在 6.8 kg（15 磅）高压下水解样品 30 min。水解液冷却后，加入 4% 氢氧化钠调 pH 至 4.5（取少许水解液用溴甲酚绿检验呈草绿色，pH 即为 4.5）。

2. 酶解

（1）含有淀粉样品的水解液加入 3 mL 10% 淀粉酶溶液，于 37～40 ℃保温约 16 h。

（2）含有高蛋白样品的水解液加入 3 mL 10% 木瓜蛋白酶溶液，于 37～40 ℃保温约 16 h。上述酶水解液用蒸馏水定容至 100 mL，过滤。滤液在 4 ℃冰箱中可保存 1 周。

3. 氧化去杂质

取试管 2 支分别编号 A 和 B，按表 6-2 操作。

表 6-2　氧化去杂质操作

管号	A	B
滤液/mL	10.0	-
核黄素工作液/mL	-	1.0
蒸馏水/mL	1.0	-
冰醋酸/mL	1.0	1.0
	混匀	
3% 高锰酸钾溶液/mL	0.5	0.5

混匀后放置 2 min 来氧化样品中的杂质与色素，再滴加 3% 过氧化氢至溶液褪色，以还原高锰酸钾。剧烈摇动试管，使多余氧气逸出。

4. 核黄素的吸附与洗脱

吸附柱下端用一小团脱脂棉垫上，然后称取 1 g 硅镁吸附剂湿法装柱（约 5 cm 高）。勿使柱内产生气泡，调节流速为 60 滴/分钟左右。将 A 和 B 管内氧化后的液体通过吸附柱后，用约 20 mL 热蒸馏水洗脱样品中的杂质，再用 5 mL 洗脱液将核黄素洗脱，用具塞试管收集洗脱液，再用蒸馏水洗脱吸附柱，收集洗出的液体合并于具塞试管中，定容至 10 mL，混匀后留待测荧光强度。

5. 测定荧光强度

选择激发波长为 420 nm，发射波长为 520 nm，测定样品管及标准管的荧光强度。然后，在各管的剩余液中加入 0.1 mL 20% 低亚硫酸钠溶液，立即混匀，在 20 s 内测出各管的荧光值，作为各自的空白值。

（五）结果计算

试样中核黄素的含量按下式计算：

$$X = \frac{(A-B) \times S}{(C-D) \times W} \times F \times \frac{100}{1000}$$

式中：

X：样品中核黄素的含量，单位为毫克每百克（mg/100g）；

A：样品管荧光值；

B：样品管空白荧光值；

C：标准管荧光值；

D：标准管空白荧光值；

F：稀释倍数；

W：样品重量，单位为克（g）；

S：标准管中核黄素含量，单位为微克（μg）。

（六）注意事项

（1）加入低亚硫酸钠的量不能过多，以免影响荧光强度，加入后必须立即读数，否则核黄素又会被空气氧化为荧光型。

（2）过氧化氢不宜多加，因为会产生气泡而影响比色。

（3）如加入高锰酸钾后有氧化锰细微褐色溶液混浊，可离心使之澄清。

（4）不能用皂粉洗涤玻璃器材，应用硫酸–重铬酸钾洗液浸洗，再以清水洗净，继以蒸馏水冲洗。

（5）整个操作过程需避光进行。

（七）思考题

（1）操作时，为什么硅镁吸附剂要湿法装柱？

（2）样品核黄素测定的操作过程中影响实验结果准确性的因素有哪些？

四、食品中维生素 C（抗坏血酸）含量的测定

（一）方法一：2，4–二硝基苯肼比色法测定总抗坏血酸

1. 实验目的

食品中的总抗坏血酸包括还原型和脱氢型两种形式。当食品放置时间较长或经过烹调处理后，其中有相当一部分抗坏血酸转变为脱氢型。脱氢型的抗坏血酸仍有 85% 左右的维生素 C 活性，因此对这类食品常常测定总抗坏血酸。

2. 实验原理

样品中还原性抗坏血酸经活性炭氧化为脱氢型抗坏血酸。在一定条件下，脱氢型抗坏血酸与 2，4–二硝基苯肼作用生成红色的脎，脎的生成量与总抗坏血酸含量成正比，将脎

溶解在硫酸中后可进行比色定量。

3. 仪器与试剂

（1）恒温水浴箱：（37 ± 0.5）℃。

（2）可见紫外分光光度计。

（3）捣碎机。

（4）4.5 mol/L 硫酸：250 mL 浓硫酸（比重 1.84）缓缓加入 700 mL 蒸馏水中，冷却后用水稀释至 1000 mL。

（5）85% 硫酸：850 mL 浓硫酸（比重 1.84）缓慢加入 150 mL 蒸馏水中，放冷，备用。

（6）2% 2，4 - 二硝基苯肼溶液：溶解 2 g 2，4 - 二硝基苯肼于 100 mL 1% 草酸中。

（7）2% 草酸溶液。

（8）1% 硫脲：称取 5 g 硫脲溶解在 500 mL 1% 草酸溶液中。

（9）2% 硫脲：称取 10 g 硫脲溶解在 500 mL 1% 草酸溶液中。

（10）活性炭：取 100 g 活性炭用 10% 盐酸 1000 mL 煮沸 1 h，煮沸时搅动。煮后用蒸馏水洗至滤液中无 Fe^{3+}（以 1% 硫氰酸钾检验不呈红色）。110 ℃ 烘箱干燥过夜，取出置于干燥器中备用。

（11）抗坏血酸标准溶液（1 mg/mL）：称取 100 mg 纯抗坏血酸溶解在 100 mL 1% 草酸溶液中。

4. 实验步骤

（1）样品提取：均匀取样 100 g，剪碎置于捣碎机中，加入 100 mL 2% 草酸，制成匀浆。取 10 ~ 40 g 匀浆（含 1 ~ 2 g 抗坏血酸）倒入 100 mL 容量瓶中，用 1% 草酸溶液稀释至刻度，混匀，过滤，滤液备用。

（2）氧化：取上述滤液 25 mL 加入 2 g 活性炭，振摇 1 min，过滤，弃去最初数毫升滤液。取 10 mL 滤液，加入 10 mL 2% 硫脲溶液，混匀，备用。

（3）脎的形成：取 3 个试管，A 为空白管，B、C 为样品管。3 支试管内分别加入 4 mL 上述氧化后的样品液，B、C 管各再加入 1 mL 2% 2，4 - 二硝基苯肼溶液。将所有试管放入（37 ± 0.5）℃恒温水浴箱保温 3 h。取出置于室温下，A 管加 2% 2，4 二硝基苯肼溶液 1 mL，放置 10 ~ 15 min。

（4）脎的溶解：各管置于冰水浴中缓慢加入 85% 硫酸 5 mL，滴加时间至少需要 1 min，边加边摇动试管。取出试管，室温下放置 30 min 后比色。

（5）比色：用 1 cm 比色杯，以空白液调零点，于 540 nm 波长测吸光度。

（6）标准曲线绘制：取 50 mL 标准液于锥形瓶中，加 2 g 活性炭，振摇 1 min，过滤，取滤液 10 mL 于 500 mL 容量瓶中，加 5 g 硫脲，用 1% 草酸溶液稀释至刻度，抗坏血酸浓度为 20 μg/mL。取 5 mL、10 mL、20 mL、25 mL、40 mL、50 mL、60 mL 稀释液，分别放入 7 个 100 mL 容量瓶中，用 1% 硫脲稀释至刻度，使最后稀释液中抗坏血酸的浓度分别为 1 μg/mL、2 μg/mL、4 μg/mL、5 μg/mL、8 μg/mL、10 μg/mL、12 μg/mL。按样品测定步骤形成脎，并比色，以抗坏血酸浓度（μg/mL）为横坐标绘制标准曲线。

5. 结果计算

试样中抗坏血酸的含量按下式计算：

$$X = \frac{C \times V}{W} \times F \times \frac{100}{1000}$$

式中：

X：样品中抗坏血酸的含量，单位为毫克每百克（mg/100g）

C：由标准曲线查得或由回归方程计算得出的"样品氧化液"中抗坏血酸浓度，单位为微克每毫升（μg/mL）；

V：样品用1%草酸溶液定容后的容积，单位为毫升（mL）；

F：样品氧化过程中的稀释倍数；

W：样品重量，单位为克（g）。

6. 注意事项

（1）加入85%的硫酸溶解形成的脎时应边加边振摇试管，防止样品中糖类成分炭化而使溶液变黑。

（2）加入硫酸30 min后必须立刻比色，因为颜色会继续加深。

（3）硫脲可防止抗坏血酸被氧化，并有助于脎的形成。

7. 思考题

（1）测定食物中还原型抗坏血酸时，为什么在脎的形成时要保温3 h，少或多于3 h为什么不行？

（2）测定食物中还原型抗坏血酸时，活性炭为什么要经过处理？

（二）方法二：2，6-二氯酚靛酚滴定法测定还原型抗坏血酸

1. 实验目的

新鲜食品中的抗坏血酸主要以还原型的形式存在，测定还原型抗坏血酸可粗略了解该食品中抗坏血酸浓度的高低。

2. 实验原理

还原型抗坏血酸可将染料2，6-二氯酚靛酚还原。用标准碘酸钾溶液标定抗坏血酸溶液，然后以标定的抗坏血酸溶液标定2，6-二氯酚靛酚染料溶液，再用此染料滴定样品中的抗坏血酸。2，6-二氯酚靛酚在酸性溶液中呈红色，被还原后红色退去。当被测溶液过量1滴染料时即显红色，以示终点。在无杂质干扰时，被测溶液还原染料的量与其中所含抗坏血酸浓度成正比。

3. 仪器与试剂

（1）组织捣碎机。

（2）微量滴定管、锥形烧瓶。

（3）100 mL具塞量筒。

（4）1%草酸。

（5）2%草酸。

（6）白陶土。

（7）0.01 mol/L碘酸钾标准储备液：精密称取干燥的碘酸钾（GR或AR级）2.14 g，

用蒸馏水溶解于 100 mL 容量瓶中并定容至刻度。

（8）0.001 mol/L 碘酸钾标准应用液：取碘酸钾标准储备液 1 mL 稀释至 100 mL。此液 1 mL 相当于抗坏血酸 0.088 mg。

（9）1% 淀粉溶液：称取可溶性淀粉 0.5 g，加水 1 滴，搅拌成糊状以后倒入 50 mL 沸水中，混匀，冷藏待用。

（10）6% 碘酸钾溶液：称取碘酸钾 0.6 g 溶解于 10 mL 蒸馏水中，临用前配制。

（11）抗坏血酸溶液：称取纯抗坏血酸粉末 20 mg，用 1% 草酸溶解于 100 mL 容量瓶中并稀释至刻度，摇匀，冷藏保存。

（12）碳酸氢钠溶液：称取碳酸氢钠 40.2 g，溶解在 200 mL 沸水中。

（13）0.02% 2,6 - 二氯酚靛酚：称取 2,6 - 二氯酚靛酚 50 mg 溶解在上述碳酸氢钠热溶液中，冷后放冰箱中，过夜，次日过滤在 250 mL 容量瓶中，用蒸馏水稀释至刻度，摇匀。贮于棕色瓶中，冷藏保存。

4. 实验步骤

（1）2,6 - 二氯酚靛酚溶液的标定。

1）抗坏血酸标准溶液的标定：吸取抗坏血酸溶液 2 mL 于锥形瓶中，再加入 1% 草酸 5 mL、6% 碘化钾溶液 0.5 mL、1% 淀粉溶液 2 滴，然后以 0.001 mol/L 碘酸钾标准液滴定至终点为淡蓝色。

计算方法：

$$抗坏血酸浓度（mg/mL）= \frac{消耗 0.001\ mol/L\ 碘酸钾溶液毫升数 \times 0.088}{所取抗坏血酸毫升数}$$

2）2,6 - 二氯酚靛酚溶液的标定：吸取已标定过的抗坏血酸溶液 5 mL 及 1% 草酸溶液 5 mL 于锥形瓶中，以待标定的 2,6 - 二氯酚靛酚溶液滴定至溶液呈淡红色，在 15 s 内不褪色为止。

$$1\ mL\ 染料相当于抗坏血酸的毫克数 = \frac{抗坏血酸浓度（mg/mL）\times 抗坏血酸溶液的毫升数}{没定消耗染料毫升数}$$

（2）样品测定。

1）取样品 100 g 稍加切碎后置于捣碎机中，加入等量的 2% 草酸溶液，制成匀浆。

2）称取 10 g 匀浆于小烧杯中，小心地以 1% 草酸将样品洗入 100 mL 量筒内，稀释至刻度，摇匀，静止。

3）取上层液滤过。吸取滤液 5 mL 于锥形瓶中，以标定过的 2,6 - 二氯酚靛酚溶液滴定至溶液呈淡红色，15 s 内不褪色为止。

4）用蒸馏水作空白滴定，如染料浓度过高，应适当稀释。

5. 结果计算

试样中还原性抗坏血酸的含量按下式计算：

$$X = \frac{(V_1 - V_2) \times T}{W} \times 100$$

式中：

X：样品中还原性抗坏血酸的含量，单位为毫克每百克（mg/100g）；

V_1：样品滴定时所用染料量，单位为毫升（mL）；

V_2：空白滴定时所用的染料量，单位为毫升（mL）；

W：滴定时所用样品稀释液中含样品的量，单位为克（g）；

T：1 mL 染料相当于抗坏血酸，单位为毫克（mg）。

6. 注意事项

（1）操作过程要迅速，因还原型抗坏血酸易被氧化，一般不超过 2 min。

（2）生食物匀浆在量筒内振摇可能会产生泡沫，加数滴异戊醇可除去。

（3）如样品有色应把样品上层液 20 mL 导入锥形瓶中，加入一勺白陶土，振摇数次，使充分脱色。静止后再取上层液测定。同时，取一锥形瓶，加入 1% 草酸 20 mL，加入一勺白陶土，振摇数次，作为空白对照项。

（4）应选择脱色力强、不吸附抗坏血酸的白陶土，每批新的白陶土要测定回收率。

（5）样品如不易过滤，可离心取上清液测定。

（6）样品中可能有其他杂质也能还原 2，6 - 二氯酚靛酚的，但还原染料的速度较抗坏血酸慢，所以滴定时以 15 s 粉红色不褪去为止。

7. 思考题

（1）2，6 - 二氯酚靛酚溶液为什么要贮存在棕色瓶中冷藏保存？

（2）实验操作过程中有哪些因素会影响实验结果的准确性？

五、食品中维生素 D 含量的测定

（一）实验目的

通过测定食品中维生素 D 含量，可以评价食品中该种维生素的营养价值，同时也可了解人体维生素 D 的摄入情况。

（二）实验原理

试样中的维生素 D 经皂化提取处理后，经石油醚萃取，维生素 D 用正相色谱法净化后，反相色谱法分离，外标法定量。

（三）仪器与试剂

1. 主要仪器、设备

（1）高效液相色谱仪带紫外分光检测器。

（2）旋转蒸发器。

（3）恒温磁力搅拌器：20～80 ℃。

（4）氮吹仪。

（5）高速离心机：转速≥5000 r/min。

（6）1.5～3.0 mL 塑料离心管（与高速离心机配套）。

（7）培养箱：（60±2）℃。

（8）天平：感量为 0.1 mg。

2. 主要试剂

（1）α - 淀粉酶：酶活力≥1.5 U/mg。

（2）无水硫酸钠。

（3）异丙醇：色谱纯。

（4）乙醇：色谱纯。

（5）氢氧化钾水溶液：称取固体氢氧化钾250 g，加入200 mL水溶解。

（6）石油醚：沸程30～60 ℃。

（7）甲醇：色谱纯。

（8）正己烷：色谱纯。

（9）环己烷：色谱纯。

（10）维生素C的乙醇溶液（15 g/L）。

（11）维生素D标准溶液。

1）维生素 D_2 标准储备液（100 μg/mL）：精确称取10 mg的维生素 D_2 标准品，用乙醇溶解并定容于100 mL棕色容量瓶中。

2）维生素 D_3 标准储备液（100 μg/mL）：精确称取10 mg的维生素 D_3 标准品，用乙醇溶解并定容于100 mL棕色容量瓶中。

（12）维生素D标准浓度校正：维生素D标准储备液配制后需要进行校正。具体操作如下：

分别取维生素D标准储备液若干微升，分别注入含有3 mL乙醇的比色皿中，根据给定波长测定各维生素的吸光值，按表6－3给定的条件进行测定。

表6－3　各维生素吸光值的测定条件

标准品	加入标准液储备液的量/μL	比吸光系数（$E^{1\%}$）	波长 λ/nm
麦角钙化甾醇（维生素 D_2）	V	485	264
胆钙化醇（维生素 D_3）	V	462	264

通过下列公式计算出该维生素的浓度：

$$C = \frac{A}{E} \times \frac{1}{100} \times \frac{300}{V \times 10^{-3}}$$

式中：

C：维生素D的浓度，单位为克每毫升（g/mL）；

A：维生素D的平均紫外吸光值；

V：加入标准储备液的量，单位为微升（μL）；

E：维生素D 1%比色光系数；

$300/（V \times 10^{-3}）$：标准液稀释倍数。

（四）主要实验步骤

1. 试样处理

（1）含淀粉的试样：称取混合均匀的固体试样约5 g或液体试样约50 g（精确到

0.1 mg）于 250 mL 三角瓶中，加入 1 g α - 淀粉酶，固体试样需用 50 mL 45～50 ℃的水使其溶解，混合均匀后充氮，盖上瓶塞，置于（60±2）℃培养箱内培养 30 min。

（2）不含淀粉的试样：称取混合均匀的固体试样约 10 g 或液体试样约 50 g（精确到 0.1 mg）于 250 mL 三角瓶中，固体试样需用 50 mL 45～50 ℃ 水使其溶解，混合均匀。

2. 待测液的制备

（1）皂化：于上述处理的试样溶液中加入约 100 mL 维生素 C 的乙醇溶液，充分混匀后加入 25 mL 氢氧化钾水溶液混匀，放入磁力搅拌棒，充氮排出空气，盖上胶塞。1000 mL 的烧杯中加入约 300 mL 水，将烧杯放在恒温磁力搅拌器上，当水温控制在（53±2）℃时，将三角瓶放入烧杯中，磁力搅拌皂化约 45 min 后，取出立刻冷却到室温。

（2）提取：用少量的水将皂化液全部转入 500 mL 分液漏斗中，加入 100 mL 石油醚，轻轻摇动，排气后盖好瓶塞，室温下振荡约 10 min 后静置分层，将水相转入另一 500 mL 分液漏斗中，按上述方法进行第二次萃取。合并醚液，用水洗至近中性。醚液通过无水硫酸钠过滤脱水，滤液收入 500 mL 圆底烧瓶中，于旋转蒸发器上在（40±2）℃充氮条件下蒸至近干（绝不允许蒸干）。残渣用石油醚转移至 10 mL 容量瓶中，定容。

（3）待测液测定：从上述容量瓶中准确量取 7 mL 石油醚溶液放入试管中，将试管置于（40±2）℃的氮吹仪中，向试管中加入 20 mL 正己烷，振荡溶解残渣。再将试管以不低于 5000 r/ min 的速度离心 10 min，取出静置至室温后待测。

3. 测定

（1）维生素 D 待测液的净化。

1）色谱参考条件：

色谱柱：硅胶柱，150 mm×4.6 mm，或具同等性能的色谱柱。

流动相：环己烷与正己烷按体积比 1 : 1 混合，并按体积分数 0.8% 加入异丙醇。

流速：1 mL/min。

波长：264 nm。

柱温：（35±1）℃。

进样体积：500 μL。

2）取约 0.5 mL 维生素 D 标准储备液于 10 mL 具塞试管中，在（40±2）℃的氮吹仪上吹干。残渣用 5 mL 正己烷振荡溶解。取该溶液 50 μL 注入液相色谱仪中测定，确定维生素 D 保留时间。然后将 500 μL 待测液 B 管注入液相色谱仪中，根据维生素 D 标准溶液保留时间收集维生素 D 馏分于试管 C 中。将试管 C 置于（40±2）℃条件下的氮吹仪中吹干，取出准确加入 1 mL 甲醇，残渣振荡溶解，即为维生素 D 测定液。

（2）维生素 D 测定液的测定。

1）参考色谱条件：

色谱柱：C_{18}柱，250 mm×4.6 mm，5 μm，或具同等性能的色谱柱。

流动相：甲醇（4.7）。

流速：l mL/min。

检测波长：264 nm。

柱温：（35±1）℃。

进样量：100 μL。

2）标准曲线的绘制。

分别准确吸取维生素 D_2（或 D_3）标准储备液 0.2 mL、0.4 mL、0.6 mL、0.8 mL、1 mL 于 100 mL 棕色容量瓶中，用乙醇定容至刻度混匀。此标准系列工作液浓度分别为 0.2 μg/mL、0.4 μg/mL、0.6 μg/mL，0.8 μg/mL、1 μg/mL。

分别将维生素 D_2（或 D_3）标准工作液注入液相色谱仪中，得到峰高（或峰面积）。以峰高（或峰面积）为纵坐标，以维生素 D_2（或 D_3）标准工作液浓度为横坐标分别绘制标准曲线。

3）维生素 D 试样的测定。

吸取维生素 D 测定液 C 管 100 μL 注入液相色谱仪中，得到峰高（或峰面积），根据标准曲线得到维生素 D 测定液中维生素 D_2（或 D_3）的浓度。

维生素 D 回收率测定结果记为回收率校正因子 f，代入下面的测定结果计算公式，对维生素 D 含量测定结果进行校正。

4. 结果计算分析

维生素 D 含量按下式计算：

$$X = \frac{C_s \times 10 \times 2 \times 2 \times 100}{7 \times m \times f}$$

式中：

X：试样中维生素 D_2（或 D_3）的含量，单位为微克每百克（μg/100 g）；

C_s：从标线得到的维生素 D_2（或 D_3）待测液的浓度，单位为微克每毫升（μg/mL）；

m：试样的质量，单位为克（g）；

f：回收率校正因子。

（五）注意事项

（1）试样中维生素 D 的含量以维生素 D_2 和 D_3 的含量总和计。

（2）以重复条件下获得的 2 次独立测定结果的算术平均值表示，结果保留 3 位有效数字，2 次独立测定结果的绝对值不得超过算术平均值的 10%。

（3）维生素 D 标准储备液均须于 −10 ℃以下避光储存。

（4）标准工作液临用前配制。标准储备溶液用前需校正。测定维生素 D 的试样需要同时做回收率实验。

（5）本标准的检出限：维生素 D 为 0.20 μg/100 g。

（六）思考题

（1）测定食品中维生素 D 含量时，为什么标准储备溶液在使用前需校正？

（2）测定维生素 D 的试样为什么需要同时做回收率实验？

（房爱萍）

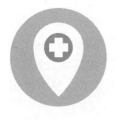

实验七 | 食品中膳食纤维含量的测定

一、实验原理

干燥试样经热稳定 α - 淀粉酶、蛋白酶和葡萄糖苷酶酶解消化去除蛋白质和淀粉后，经乙醇沉淀、抽滤，残渣用乙醇和丙酮洗涤，干燥称量，即为总膳食纤维残渣。另取试样同样酶解，直接抽滤并用热水洗涤，残渣干燥称量，即得不溶性膳食纤维残渣；滤液用 4 倍体积的乙醇沉淀、抽滤、干燥称量，得可溶性膳食纤维残渣。扣除各类膳食纤维残渣中相应的蛋白质、灰分和试剂空白含量，即可计算出试样中总膳食纤维、不溶性膳食纤维和可溶性膳食纤维含量。

本标准测定的总膳食纤维为不能被 α - 淀粉酶、蛋白酶和葡萄糖苷酶酶解的碳水化合物聚合物，包括不溶性膳食纤维和能被乙醇沉淀的高分子质量可溶性膳食纤维，如纤维素、半纤维素、木质素、果胶、部分回生淀粉，及其他非淀粉多糖和美拉德反应产物等；不包括低分子质量（聚合度 3 ~ 12）的可溶性膳食纤维，如低聚果糖、低聚半乳糖、聚葡萄糖、抗性麦芽糊精，以及抗性淀粉等。

二、试剂和材料

注：除非另有说明，本标准所用试剂均为分析纯，水为 GB/T 6682 规定的二级水。

1. 试剂

95% 乙醇（CH_3CH_2OH）、丙酮（CH_3COCH_3）、石油醚（沸程 30 ~ 60 ℃）、氢氧化钠（NaOH）、重铬酸钾（$K_2Cr_2O_7$）、三羟甲基氨基甲烷（$C_4H_{11}NO_3$，TRIS）、2 -（N - 吗啉代）乙烷磺酸（$C_6H_{13}NO_4S \cdot H_2O$，MES）、冰乙酸（$C_2H_4O_2$）、盐酸（HCl）、硫酸（$H_2SO_4$）。

热稳定 α - 淀粉酶液：CAS 9000 - 85 - 5，IUB 3.2.1.1，（10000 ± 1000）U/mL，不得含丙三醇稳定剂，于 0 ~ 5 ℃冰箱中储存，酶的活性测定及判定标准应符合 GB 5009.88—2014 附录 A 的要求。

蛋白酶液：CAS 9014 - 01 - 1，IUB 3.2.21.14，300 ~ 400 U/mL，不得含丙三醇稳定剂，于 0 ~ 5 ℃冰箱中储存，酶的活性测定及判定标准应符合 GB 5009.88—2014 附录 A 的要求。

淀粉葡萄糖苷酶液：CAS 9032 - 08 - 0，IUB 3.2.1.3，2 000 ~ 3 300 U/mL，于 0 ~ 5 ℃储存，酶的活性测定及判定标准应符合 GB 5009.88—2014 附录 A 的要求。

硅藻土：CAS 688 55 - 54 - 9。

2. 试剂配制

（1）乙醇溶液（85%，体积分数）：量取 895 mL 95% 乙醇，用水稀释并定容至 1 L，混匀。

（2）乙醇溶液（78%，体积分数）：量取 821 mL 95% 乙醇，用水稀释并定容至 1 L，混匀。

（3）氢氧化钠溶液（6 mol/L）：称取 24 g 氢氧化钠，用水溶解至 100 mL，混匀。

（4）氢氧化钠溶液（1 mol/L）：称取 4 g 氢氧化钠，用水溶解至 100 mL，混匀。

（5）盐酸溶液（1 mol/L）：量取 8.33 mL 盐酸，用水稀释至 100 mL，混匀。

（6）盐酸溶液（2 mol/L）：量取 167 mL 盐酸，用水稀释至 1 L，混匀。

（7）MES - TRIS 缓冲液（0.05 mol/L）：称取 19.52 g 2 -（N - 吗啉代）乙烷磺酸和

12.2 g 三羟甲基氨基甲烷，用 1.7 L 水溶解，根据室温用 6 mol/L 氢氧化钠溶液调 pH，20 ℃时调 pH 为 8.3，24 ℃时调 pH 为 8.2，28 ℃时调 pH 为 8.1；20～28 ℃之间其他室温用插入法校正 pH。加水稀释至 2 L。

（8）蛋白酶溶液：用 0.05 mol/L MES-TRIS 缓冲液配成浓度为 50 mg/mL 的蛋白酶溶液，使用前现配并于 0～5 ℃暂存。

（9）酸洗硅藻土：取 200 g 硅藻土于 600 mL 的 2 mol/L 盐酸溶液中，浸泡过夜，过滤，用水洗至滤液为中性，置于（525±5）℃马弗炉中灼烧灰分后备用。

（10）重铬酸钾洗液：称取 100 g 重铬酸钾，用 200 mL 水溶解，加入 1 800 mL 浓硫酸混合。

（11）乙酸溶液（3 mol/L）：量取 172 mL 乙酸，加入 700 mL 水，混匀后用水定容至 1 L。

三、仪器和设备

（1）高型无导流口烧杯：400 mL 或 600 mL。

（2）坩埚：具粗面烧结玻璃板，孔径为 40～60 μm。清洗后的坩埚在马弗炉中（525±5）℃灰化 6 h，炉温降至置于 130 ℃以下取出，于重铬酸钾洗液中室温浸泡 2 h，用水冲洗干净，再用 15 mL 丙酮冲洗后风干。用前，加入约 1 g 硅藻土，130 ℃烘干，取出坩埚，在干燥器中冷却约 1 h，称量，记录处理后坩埚质量（m_G），精确到 0.1 mg。

（3）真空抽滤装置：真空泵或有调节装置的抽吸器。备 1 L 抽滤瓶，侧壁有抽滤口，带与抽滤瓶配套的橡胶塞，用于酶解液抽滤。

（4）恒温振荡水浴箱：带自动计时器，控温范围室温 5～100 ℃，温度波动 ±1 ℃。

（5）分析天平：感量 0.1 mg 和 1 mg。

（6）马弗炉：（525±5）℃。

（7）烘箱：（130±3）℃。

（8）干燥器：二氧化硅或同等的干燥剂。干燥剂每 2 周于（130±3）℃烘干过夜一次。

（9）pH 计：具有温度补偿功能，精度 ±0.1。用前用 pH 4.0、7.0 和 10.0 标准缓冲液校正。

（10）真空干燥箱：（70±1）℃。

（11）筛：筛板孔径 0.3～0.5 mm。

四、分析步骤

1. 试样制备

注：试样处理根据水分含量、脂肪含量和糖含量进行适当的处理及干燥，并粉碎、混匀过筛。

（1）脂肪含量小于 10% 的试样。

若试样水分含量较低（<10%），取试样直接反复粉碎，至完全过筛，混匀，待用。

若试样水分含量较高（≥10%），试样混匀后，称取适量试样（m_C，不少于 50 g），置于（70±1）℃真空干燥箱内干燥至恒重。将干燥后试样转至干燥器中，待试样温度降到室温后称量（m_D）。根据干燥前后试样质量，计算试样质量损失因子（f）。干燥后试样反复粉碎至完全过筛，置于干燥器中待用。

注：若试样不宜加热，也可采取冷冻干燥法。

（2）脂肪含量≥10%的试样。

试样需经脱脂处理。称取适量试样（m_C，不少于 50 g），置于漏斗中，按每克试样25 mL 的比例加入石油醚进行冲洗，连续 3 次。脱脂后将试样混匀再按（1）进行干燥、称量（m_D），记录脱脂、干燥后试样质量损失因子（f）。试样反复粉碎至完全过筛，置于干燥器中待用。

注：若试样脂肪含量未知，按先脱脂再干燥粉碎的方法处理。

（3）糖含量≥5%的试样。

试样需经脱糖处理。称取适量试样（m_C，不少于 50 g），置于漏斗中，按每克试样10 mL 的比例用85%乙醇溶液冲洗，弃乙醇溶液，连续 3 次。脱糖后将试样置于 40 ℃烘箱内干燥过夜，称量（m_D），记录脱糖、干燥后试样质量损失因子（f）。干样反复粉碎至完全过筛，置于干燥器中待用。

2. 酶解

（1）准确称取双份试样（m），约 1 g（精确至 0.1 mg），双份试样质量差不超过0.005 g。将试样转置于 400 ～ 600 mL 高脚烧杯中，加入 0.05 mol/L MES-TRIS 缓冲液40 mL，用磁力搅拌直至试样完全分散在缓冲液中。同时制备两个空白样液与试样液进行同步操作，用于校正试剂对测定的影响。

注：搅拌均匀，避免试样结成团块，以防止试样酶解过程中不能与酶充分接触。

（2）热稳定α-淀粉酶酶解：向试样液中分别加入 50 μL 热稳定α-淀粉酶液缓慢搅拌，加盖铝箔，置于95～100℃恒温振荡水浴箱中持续振摇，当温度升至95℃开始计时，通常反应35 min。将烧杯取出，冷却至60℃，打开铝箔盖，用刮勺轻轻将附着于烧杯内壁的环状物以及烧杯底部的胶状物刮下，用10 mL水冲洗烧杯壁和刮勺。

注：如试样中抗性淀粉含量较高（＞40%），可延长热稳定α-淀粉酶酶解时间至90 min，如必要也可另外加入 10 mL 二甲基亚砜帮助淀粉分散。

（3）蛋白酶酶解：将试样液置于（60±1）℃水浴中，向每个烧杯加入100 μL 蛋白酶溶液，盖上铝箔，开始计时，持续振摇，反应30 min。打开铝箔盖，边搅拌边加入5 mL3 mol/L乙酸溶液，控制试样温度保持在（60±1）℃。用 1 mol/L 氢氧化钠溶液或 1 mol/L盐酸溶液调节试样液 pH 至4.5±0.2。

注：应在（60±1）℃时调 pH，因为温度降低会使 pH 升高。同时注意进行空白样液的 pH 测定，保证空白样和试样液的 pH 一致。

（4）淀粉葡糖苷酶酶解：边搅拌边加入 100 μL 淀粉葡萄糖苷酶液，盖上铝箔，继续于（60±1）℃水浴中持续振摇，反应30 min。

3. 测定

（1）总膳食纤维（TDF）测定。

1）沉淀：向每份试样酶解液中，按乙醇与试样液体积比4：1的比例加入预热至

（60±1）℃的95% 乙醇（预热后体积约为 225 mL），取出烧杯，盖上铝箔，于室温条件下沉淀 1 h。

2）抽滤：取已加入硅藻土并干燥称量的坩埚，用 15 mL 78% 乙醇润湿硅藻土并铺平，接上真空抽滤装置，抽去乙醇使坩埚中硅藻土平铺于滤板上。将试样乙醇沉淀液转移入坩埚中抽滤，用刮勺和 78% 乙醇将高脚烧杯中所有残渣转至坩埚中。

3）洗涤：分别用 78% 乙醇 15 mL 洗涤残渣 2 次，用 95% 乙醇 15 mL 洗涤残渣 2 次，丙酮 15 mL 洗涤残渣 2 次，抽滤去除洗涤液后，将坩埚连同残渣在 105 ℃烘干过夜。将坩埚置干燥器中冷却 1 h，称量（m_{GR}，包括处理后坩埚质量及残渣质量），精确至 0.1 mg。减去处理后坩埚质量，计算试样残渣质量（m_R）。

4）蛋白质和灰分的测定：取 2 份试样残渣中的 1 份按 GB 5009.5 测定氮（N）含量，以 6.25 为换算系数，计算蛋白质质量（m_P）；另 1 份试样测定灰分，即在 525 ℃灰化 5 h，于干燥器中冷却，精确称量坩埚总质量（精确至 0.1 mg），减去处理后坩埚质量，计算灰分质量（m_A）。

（2）不溶性膳食纤维（IDF）测定。

1）按前述"试样制备"步骤称取试样、按前述"酶解"步骤进行酶解。

2）抽滤洗涤：取已处理的坩埚，用 3 mL 水润湿硅藻土并展平，抽去水分使坩埚中的硅藻土平铺于滤板上。将试样酶解液全部转移至坩埚中抽滤，残渣用 70 ℃热水 10 mL 洗涤 2 次，收集并合并滤液，转移至另一个 600 mL 高脚烧杯中，备测可溶性膳食纤维。残渣按前述"总膳食纤维测定"中所提方法进行洗涤、干燥、称量，记录残渣重量。

3）按"总膳食纤维测定"中所提方法测定蛋白质和灰分。

（3）可溶性膳食纤维（SDF）测定。

1）计算滤液体积：收集不溶性膳食纤维抽滤产生的滤液，置已预先称量的 600 mL 高脚烧杯中，通过称量"烧杯+滤液"总质重，扣除烧杯质量的方法估算滤液体积。

2）沉淀：按滤液体积加入 4 倍量预热至 60 ℃的 95% 乙醇，室温下沉淀 1 h。以下测定按"总膳食纤维测定"相关步骤进行。

五、分析结果的表述

TDF、IDF、SDF 均按式（1）～式（4）计算。

试剂空白质量按式（1）计算：

$$m_B = \bar{m}_{BR} - m_{BP} - m_{BA} \tag{1}$$

式中：

m_B：试剂空白质量，单位为克（g）；

$\bar{m}_{BR}$：双份试剂空白残渣质量均值，单位为克（g）；

m_{BP}：试剂空白残渣中蛋白质质量，单位为克（g）；

m_{BA}：试剂空白残渣中灰分质量，单位为克（g）。

试样中膳食纤维的含量按式（2）～式（4）计算：

$$m_R = m_{GR} - m_G \tag{2}$$

$$X = \frac{\overline{m}_R - m_p - m_A - m_B}{\overline{m} \times f} \times 100 \tag{3}$$

$$f = \frac{m_C}{m_D} \tag{4}$$

式中：

m_R：试样残渣质量，单位为克（g）；

m_{GR}：处理后坩埚质量及残渣质量，单位为克（g）；

m_G：处理后坩埚质量，单位为克（g）；

X：试样中膳食纤维的含量，单位为克每百克（g/100 g）；

$\overline{m}_R$：双份试样残渣质量均值，单位为克（g）；

m_P：试样残渣中蛋白质质量，单位为克（g）；

m_A：试样残渣中灰分质量，单位为克（g）；

m_B：试剂空白质量，单位为克（g）；

$\overline{m}$：双份试样取样质量均值，单位为克（g）；

f：试样制备时因干燥、脱脂、脱糖导致质量变化的校正因子；

100：换算稀释；

m_C：试样制备前质量，单位为克（g）；

m_D：试样制备后质量，单位为克（g）。

注1：如果试样没有经过干燥、脱脂、脱糖等处理，$f = 1$。

注2：TDF 的测定可以按照"总膳食纤维测定"方法进行独立检测，也可分别按照"不溶性膳食纤维测定"和"可溶性膳食纤维测定"方法测定 IDF 和 SDF，再根据公式计算，TDF = IDF + SDF。

注3：当试样中添加了抗性淀粉、抗性麦芽糊精、低聚果糖、低聚半乳糖、聚葡萄糖等符合膳食纤维定义却无法通过酶重量法检出的成分时，宜采用适宜方法测定相应的单体成分，总膳食纤维可采用如下公式计算：总膳食纤维 = TDF（酶重量法）+ 单体成分。

以重复性条件下获得的两次独立测定结果的算术平均值表示，结果保留 3 位有效数字。

六、精密度

在重复性条件下获得的 2 次独立测定结果的绝对差值不得超过算术平均值的 10%。

七、该测定方法出处

《食品安全国家标准 食品中膳食纤维的测定》（GB 5009.88—2014）。

（李　丹）

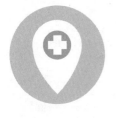

实验八 | 食品中苯甲酸、山梨酸含量的测定

一、原理

样品经水提取，高脂肪样品经正己烷脱脂、高蛋白样品经蛋白沉淀剂沉淀蛋白，采用液相色谱分离、紫外检测器检测，外标法定量。

二、试剂和材料

除非另有说明，本方法所用试剂均为分析纯，水为 GB/T 6682 规定的一级水。

（一）试剂

所需试剂包括：氨水（$NH_3 \cdot H_2O$）、亚铁氰化钾 [$K_4Fe(CN)_6 \cdot 3H_2O$]、乙酸锌 [$Zn(CH_3COO)_2 \cdot 2H_2O$]、无水乙醇（$CH_3CH_2OH$）、正己烷（$C_6H_{14}$）、甲醇（$CH_3OH$）（色谱纯）、乙酸铵（$CH_3COONH_4$）（色谱纯）、甲酸（$HCOOH$）（色谱纯）。

（二）试剂配制

（1）氨水溶液（1+99）：取氨水 1 mL，加入 99 mL 水中，混匀。

（2）亚铁氰化钾溶液（92 g/L）：称取 106 g 亚铁氰化钾，加入适量水溶解，用水定容至 1000 mL。

（3）乙酸锌溶液（183 g/L）：称取 220 g 乙酸锌溶于少量水中，加入 30 mL 冰乙酸，用水定容至 1000 mL。

（4）乙酸铵溶液（20 mmol/L）：称取 1.54 g 乙酸铵，加入适量水溶解，用水定容至 1000 mL，经 0.22 μm 水相微孔滤膜过滤后备用。

（5）甲酸-乙酸铵溶液（2 mmol/L 甲酸 + 20 mmol/L 乙酸铵）：称取 1.54 g 乙酸铵，加入适量水溶解，再加入 75.2 μL 甲酸，用水定容至 1000 mL，经 0.22 μm 水相微孔滤膜过滤后备用。

（三）标准品

（1）苯甲酸钠（C_6H_5COONa，CAS 号：532-32-1），纯度≥99.0%；或苯甲酸（C_6H_5COOH，CAS 号：65-85-0），纯度≥99.0%；或经国家认证并授予标准物质证书的标准物质。

（2）山梨酸钾（$C_6H_7KO_2$，CAS 号：590-00-1），纯度≥99.0%；或山梨酸（$C_6H_8O_2$，CAS 号：110-44-1），纯度≥99.0%；或经国家认证并授予标准物质证书的标准物质。

（四）标准溶液配制

（1）苯甲酸、山梨酸标准储备溶液（1000 mg/L）：分别准确称取苯甲酸钠、山梨酸钾 0.118 g、0.134 g（精确到 0.001 g），用水溶解并分别定容至 100 mL。于 4 ℃贮存，保存期为 6 个月。当使用苯甲酸和山梨酸标准品时，需要用甲醇溶解并定容。

（2）苯甲酸、山梨酸混合标准中间溶液（200 mg/L）：分别准确吸取苯甲酸、山梨酸标准储备溶液各 10.0 mL 于 50.0 mL 容量瓶中，用水定容。于 4 ℃贮存，保存期为 3 个月。

（3）苯甲酸、山梨酸混合标准系列工作溶液：分别准确吸取苯甲酸、山梨酸混合标准中间溶液 0 mL、0.05 mL、0.25 mL、0.5 mL、1 mL、2.5 mL、5.00 mL 和 10.0 mL，用水定容至 10 mL，配制成质量浓度分别为 0 mg/L、1 mg/L、5 mg/L、10 mg/L、20 mg/L、50 mg/L、100 mg/L 和200 mg/L 的混合标准系列工作溶液。临用现配。

（五）材料

水相微孔滤膜（0.22 μm）、塑料离心管（50 mL）。

三、仪器和设备

高效液相色谱仪（配紫外检测器）、分析天平（感量为 0.001 g 和 0.0001 g）、涡旋振荡器、离心机（转速 > 8 000 r/min）、匀浆机、恒温水浴锅、超声波发生器。

四、分析步骤

（一）试样制备

取多个预包装的饮料、液态奶等均匀样品直接混合；非均匀的液态、半固态样品用组织匀浆机匀浆；固体样品用研磨机充分粉碎并搅拌均匀；奶酪、黄油、巧克力等采用50～60 ℃加热熔融，并趁热充分搅拌均匀。取其中的 200 g 装入玻璃容器中，密封；液体试样于 4 ℃保存，其他试样于 −18 ℃ 保存。

（二）试样提取

1. 一般性试样

准确称取约 2 g（精确到 0.001 g）试样于 50 mL 具塞离心管中，加水约 25 mL，涡旋混匀，于 50 ℃水浴超声 20 min；冷却至室温后加亚铁氰化钾溶液 2 mL 和乙酸锌溶液 2 mL，混匀，于 8000 r/min 离心 5 min，将水相转移至 50 mL 容量瓶中；于残渣中加入水 20 mL，涡旋混匀后超声 5 min，于 8000 r/min 离心 5 min，将水相转移到同一 50 mL 容量瓶中，并用水定容至刻度，混匀。取适量上清液过 0.22 μm 滤膜，待液相色谱测定。

注：碳酸饮料、果酒、果汁、蒸馏酒等测定时可以不加蛋白沉淀剂。

2. 含胶基的果冻、糖果等试样

准确称取约 2 g（精确到 0.001 g）试样于 50 mL 具塞离心管中，加入水约 25 mL，涡旋混匀，于 70 ℃水浴加热溶解试样，于 50 ℃水浴超声 20 min，之后的操作同上。

3. 油脂、巧克力、奶油、油炸食品等高油脂试样

准确称取约 2 g（精确到 0.001 g）试样于 50 mL 具塞离心管中，加入正己烷 10 mL，于 60 ℃水浴加热约 5 min，并不时轻摇以溶解脂肪；然后加入氨水溶液（1 + 99）25 mL、乙醇 1 mL，涡旋混匀，于 50 ℃水浴超声 20 min，冷却至室温后，加入亚铁氰化钾溶液 2 mL 和乙酸锌溶液 2 mL，混匀，于 8000 r/min 离心 5 min，弃去有机相，水相转移至 50 mL 容量瓶中，残渣同步骤 1 再提取一次后测定。

（三）仪器参考条件

（1）色谱柱：C18 柱，柱长 250 mm，内径 4.6 mm，粒径 5 μm，或等效色谱柱。

（2）流动相：甲醇 + 乙酸铵溶液 = 5 + 95。

（3）流速：1 mL/min。

（4）检测波长：230 nm。

（5）进样量：10 μL。

注：当存在干扰峰或需要辅助定性时，可以采用加入甲酸的流动相来测定，如流动相：甲醇 + 甲酸 – 乙酸铵溶液 = 8 + 92。

（四）标准曲线的制作

将混合标准系列工作溶液分别注入液相色谱仪中，测定相应的峰面积，以混合标准系列工作溶液的质量浓度为横坐标，以峰面积为纵坐标，绘制标准曲线。

（五）试样溶液的测定

将试样溶液注入液相色谱仪中，得到峰面积，根据标准曲线得到待测液中苯甲酸、山梨酸的质量浓度。

五、分析结果的表述

试样中苯甲酸、山梨酸的含量按下式计算：

$$X = \frac{\rho \times V}{m \times 1000}$$

式中：

X：试样中待测组分含量，单位为克每千克（g/kg）；

ρ：由标准曲线得出的试样液中待测物的质量浓度，单位为毫克每升（mg/L）；

V：试样定容体积，单位为毫升（mL）；

m：试样质量，单位为克（g）；

1000：由 mg/kg 转换为 g/kg 的换算因子。

结果保留 3 位有效数字。

六、精密度

在重复性条件下获得的 2 次独立测定结果的绝对差值不得超过算术平均值的 10%。

七、其他

按取样量 2 g，定容 50 mL 时，苯甲酸、山梨酸的检出限均为 0.005 g/kg，定量限均为 0.01 g/kg。

八、该测定方法出处

《食品安全国家标准　食品中苯甲酸、山梨酸和糖精钠的测定执行》（GB 5009.28—2016）。

（李　丹）

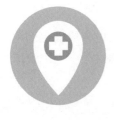

实验九 ｜ 食品中合成着色剂的测定

随着人们对健康的重视，消费者往往青睐天然食品、绿色食品、有机食品，对加工食品（特别是添加了防腐剂、合成着色剂等食品添加剂）有一定的排斥心理。实际上，食品添加剂包括的合成着色剂不是洪水猛兽，相反，它被誉为"现代食品工业的灵魂"。根据《中华人民共和国食品卫生法》（1995 年）的规定，食品添加剂是为改善食品色、香、味等品质，以及为防腐和加工工艺的需要而加入食品中的人工合成或者天然物质。它的使用标准非常严格，只要是合法、适量使用，不仅无碍健康，还能让食品保鲜、增进口感。为了保证添加了食品添加剂的食品的安全，测定其所含的添加剂含量是极其关键的措施。

一、实验目的与要求

本实验通过对食品中合成着色剂种类和含量的测定，一方面掌握食品中合成着色剂测定的方法，进一步熟悉高效液相色谱仪的检测原理和操作；另一方面熟悉食品中人工合成着色剂国家食品安全标准的规定。

二、实验原理

用聚酰胺吸附法或液 – 液分配法提取食品中的人工合成着色剂，制成水溶液，注入高效液相色谱仪，经反相色谱分离，根据着色剂的保留时间定性和与已知含量标准品的峰面积比较进行定量。最小检出量：新红 5 ng、柠檬黄 4 ng、苋菜红 6 ng、胭脂红 8 ng、日落黄 7 ng、赤藓红 18 ng、亮蓝 26 ng，当进样量相当 0.025 g 时最低检出浓度分别为 0.2 mg/kg、0.16 mg/kg、0.24 mg/kg、0.32 mg/kg、0.28 mg/kg、0.72 mg/kg、1.04 mg/kg。

三、仪器和试剂

（1）配置有紫外检测器的高效液相色谱仪。

（2）正己烷，分析纯。

（3）盐酸，分析纯。

（4）乙酸，分析纯。

（5）甲醇，分析纯，经滤膜（FH 0.5 μm）过滤。

（6）聚酰胺粉（尼龙 6）过 200 目筛。

（7）0.02 mol/L 乙酸铵溶液，称取 1.54 g 乙酸铵，加水至 1000 mL，溶解，经滤膜（HA 0.45 μm）过滤。

（8）2% 氨水，量取氨水 2 mL，加水定容至 100 mL，混匀。

（9）氨水（2%）– 乙酸铵溶液（0.02 mol/L），量取 2% 氨水 0.5 mL，加乙酸铵溶液（0.02 mol/L）定容至 1000 mL，混匀。

（10）甲醇 – 甲酸（6∶4）溶液，量取甲醇 60 mL，甲酸 40 mL，混匀。

（11）200 g/L 柠檬酸溶液，称取 20 g 柠檬酸（$C_6H_8O_7 \cdot H_2O$），加水定容至 100 mL，混匀。

（12）无水乙醇 – 氨水 – 水（7∶2∶1）溶液，量取无水乙醇 70 mL、氨水 20 mL、水 10 mL，混匀。

（13）5% 三正辛胺正丁醇溶液，量取三正辛胺 5 mL，加正丁醇定容至 100 mL，混匀。

（14）饱和硫酸钠溶液。

（15）2 g/L 硫酸钠溶液。

（16）pH＝6 的水，水中加柠檬酸溶液调 pH 到 6。

（17）合成着色剂的母液，称取按其纯度折算为 100% 质量的柠檬黄、日落黄、苋菜红、胭脂红、新红、赤藓红、亮蓝、靛蓝各 0.100 g，置于 100 mL 容量瓶中，加入 pH＝6 的水定容配制成 1 mg/mL 的母液。

（18）合成着色剂的工作液，临用时取合成着色剂标准溶液加水稀释 20 倍，经滤膜（0.45 mm）过滤，配成每毫升相当 50 mg 的合成着色剂。

四、实验步骤

（一）样品处理

（1）橘子汁、果味水等：称取 20～40 g，放入 100 mL 烧杯中，含二氧化碳样品加热驱除二氧化碳。

（2）配制酒类：称取 20～40 g，放入 100 mL 烧杯中，加小碎瓷片数片，加热驱除乙醇。

（3）硬糖、蜜饯类、淀粉软糖等：称取 5～10 g 粉碎样品，放入 100 mL 小烧杯中，加水 30 mL，温热溶解。若样品溶液 pH 较高，用柠檬酸溶液调 pH 到 6 左右。

（4）巧克力豆及着色糖衣制品：称取 5～10 g，放入 100 mL 小烧杯中，用水反复洗涤着色剂，到巧克力豆无着色剂为止，合并着色剂漂洗液为样品溶液。

（二）着色剂提取

（1）聚酰胺吸附法：样品溶液加柠檬酸溶液调 pH 到 6，加热至 60 ℃；将 1 g 聚酰胺粉加少量水调成粥状，倒入样品溶液中，搅拌片刻，以 G3 垂熔漏斗抽滤；用 60 ℃ 的 pH＝4 的水洗涤了 3～5 次，然后用甲醇 - 甲酸混合溶液洗涤 3～5 次（含赤藓红的样品用下文（2）中的方法处理），再用水洗至中性，用乙醇 - 氨水 - 水混合溶液解洗涤 3～5 次，收集解吸液；加乙酸中和，蒸发至近干，加水溶解，定容至 5 mL，经滤膜（0.45 μm）过滤；取 10 μL 样品溶液进行高效液相色谱的测定。

（2）液 - 液分配法（适用于含赤藓红的样品）：将制备好的样品溶液放入分液漏斗中，加盐酸 2 mL、5% 三正辛胺正丁醇溶液 10～20 mL，振摇提取，分取有机相；重复提取，直到有机相无色，合并有机相；用饱和硫酸钠溶液洗两次，每次 10 mL；分取有机相，放蒸发皿中，水浴加热浓缩至 10 mL；转移至分液漏斗中，加 60 mL 正己烷，混匀；加氨水提取 2～3 次，每次 5 mL；合并氨水溶液层（含水溶性酸性着色剂），用正己烷洗两次；氨水层加乙酸调成中性，水浴加热蒸发至近干；加水定容 5 mL，经滤膜（0.45 μm）过滤；取 10 μL 样品溶液进行高效液相色谱的测定。

（三）高效液相色谱参考条件

（1）色谱柱：MBONDAPAK C18，8 mm × 100 mm；或国产 YWG - CI810 mm 不锈钢柱，4.6 mm × 250 mm。

（2）流动相：

甲醇 - 乙酸铵溶液（0.02 mol/L，pH＝4）。

（3）梯度洗脱：

甲醇：20%～35%，3%/min；35%～98%，9%/min；98% 继续洗脱 6 min。

（4）流速：1 mL/min。

（5）检测器：紫外检测器，波长 254 nm。

（四）测定

取相同体积样品液和合成着色剂标准使用液，分别注入高效液相色谱仪，根据保留时间定性，外标峰面积法定量。同一试样平行做2次测定。

五、结果计算

试样中着色剂的含量按下式计算：

$$X = \frac{A}{m \times V_2/V_1 \times 1000}$$

式中：

X：样品中着色剂的含量，单位为克每千克（g/kg）；

A：样液中着色剂的质量，单位为微克（µg）；

V_1：样品稀释体积，单位为毫升（mL）；

V_2：进样体积，单位为毫升（mL）；

m：取样品质量，单位克（g）。

取2次测定的算术平均值作为测定结果，结果保留2位有效数。

六、注意事项

（1）在重复条件下获得的2次独立测定结果的绝对差值不得超过算术平均值的10%。

（2）本方法在样品着色剂含量0.02～0.20 g/kg范围内，线性方程相关系数均大于0.999。

（3）标准品若纯度不足100%，称重量以折算为100%纯品相应的样品量称取。

（4）参考谱图，如图9-1所示。

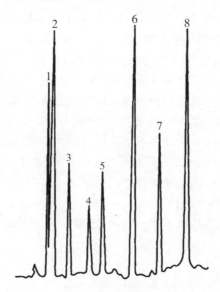

1—新红；2—柠檬黄；3—苋菜红；4—靛蓝；5—胭脂红；6—日落黄；7—亮蓝；8—赤藓红。

图9-1　8种着色剂的色谱分离图

（王冬亮）

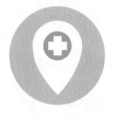

实验十 ｜ 食品中黄曲霉毒素 B_1 的测定

黄曲霉毒素（aflatoxin, AFT）是黄曲霉和寄生曲霉的次级代谢产物，广泛存在于自然界中，以玉米、花生、棉籽油等粮油食品最易受到污染。AFT 已分离鉴定出 12 种，其中以 B_1 的毒性最强、分布最广、危害最大。

AFT B_1 对人体健康的损害极大，其毒性具有 3 个特征：亲有机性、遗传毒性和致癌性。它对肝脏有特殊亲和力，具有较强的肝脏毒性，可引起中毒性肝炎，导致严重的肝出血和肝细胞损伤。遗传毒性表现为 AFT B_1 特异性结合 DNA 形成的加合物和代谢形成的 AFT B_1 环氧化物，导致 $p53$ 位点的基因突变。长期摄入 AFT B_1 会引起癌变，以肝癌为主，是目前公认的最强的化学致癌物质。鉴于 AFT B_1 严重的健康危害，《食品安全国家标准 食品中真菌酶限量》（GB 2761—2017）中明确规定了其限量值，但食物中所含物质复杂，需要选用灵敏度高又同时具有高精确性的方法进行检测。

如今，AFT B_1 的检测方法主要有薄层色谱法、酶联免疫法、高效液相色谱法和液相色谱串联质谱法。薄层色谱法是检测 AFT 的经典方法，其原理是将毒素提取纯化后，在薄层板上层析分离，利用 AFT B_1 的荧光特性进行定量。这种方法设备简单、易于普及，至今仍在沿用，但实验的操作烦琐，提取溶液中杂质也较多。酶联免疫法利用抗原抗体结合的特性，具有特异性强、耗时短的优点，但稳定性较差，分析结果的准确性也不高。高效液相色谱法通过特异的免疫净化柱净化分离毒素，再用荧光检测器测定，可以快速准确的定性和定量 AFT B_1 毒素。液相色谱串联质谱法通过液相色谱快速有效地分离毒素，然后转入质谱系统内进行检测分析，其同时具有液相色谱的高效分离和质谱的精准分析这两个双重特性，检测的灵敏度和准确性更高，在《食品安全国家标准 食品中黄曲霉毒素 B 族和 G 族的测定》（GB 5009.22—2016）中作为第一法使用。

一、实验目的

通过实验掌握同位素稀释液相色谱法 – 串联质谱法的原理，熟悉同位素稀释液相色谱法 – 串联质谱法的操作方法。

二、实验原理

用乙腈 – 水溶液或甲醇 – 水溶液提取试样中的黄曲霉毒素 B_1，提取液经 1% Triton X – 100（或吐温 – 20）的磷酸盐缓冲溶液稀释（可经黄曲霉毒素固相净化柱初步净化）后，通过免疫亲和柱净化和富集，净化液浓缩、定容和过滤后经液相色谱分离，串联质谱检测，同位素内标法定量。

三、仪器和试剂

1. 主要仪器

（1）超声波/涡旋振荡器或摇床。

（2）分析天平。

（3）涡旋混合器。

（4）高速均质器：转速 6500 ～ 24000 r/min。

（5）离心机：转速 ≥6000 r/min。

（6）玻璃纤维滤纸：快速、高载量、液体中颗粒保留 1.6 μm。

（7）固相萃取装置（带真空泵）。

（8）氮吹仪。

（9）液相色谱 – 串联质谱仪：带电喷雾离子源。

（10）液相色谱柱。

（11）免疫亲和柱：AFT B₁ 柱容量 ≥200 ng，AFT B₁ 柱回收率 ≥80%。

（12）黄曲霉毒素专用型固相萃取净化柱或功能相当的固相萃取柱（以下简称"净化柱"）。

（13）微孔滤头：带 0.22 μm 微孔滤膜（所选用滤膜应采用标准溶液检验确认无吸附现象，方可使用）。

（14）筛网：1～2 mm 试验筛孔径。

2. 主要试剂

（1）乙酸铵溶液（5 mmol/L）：称取 0.39 g 乙酸铵（色谱纯）用水溶解后稀释至 1000 mL，混匀。

（2）乙腈 – 水溶液或甲醇 – 水溶液：根据乙腈和水的量配制不同的溶液。乙腈 – 水溶液（84 + 16），取 840 mL 乙腈加入 160 mL 水；乙腈 – 水溶液（50 + 50），取 50 mL 乙腈加入 50 mL 水；甲醇 – 水溶液（70 + 30），取 700 mL 甲醇加入 300 mL 水。

（3）10% 盐酸溶液：取 1 mL 盐酸，用纯水稀释至 10 mL，混匀。

（4）1% Triton X – 100（或吐温 – 20）的 PBS：取 10 mL Triton X – 100（或吐温 – 20）用 PBS 稀释至 1000 mL。

（5）标准储备液（10 ng/mL）：取 1 mg AFT B₁ 标准品用乙腈溶解并定容至 100 mL，在 –20 ℃ 下避光保存，备用。

（6）混合同位素内标工作液（100 ng/mL）：准确移取 0.5 μg/mL 同位素内标^{13}C₁₇ – AFT B₁ 2 mL，用乙腈定容至 10 mL，在 –20 ℃ 下避光保存，备用。

（7）混合标准工作液（100 ng/mL）：1 mL 标准储备液移至 100 mL 容量瓶中，乙腈定容，该溶液可密封后 –20 ℃ 下避光保存 3 个月。

（8）标准系列工作液：准确移取混合标准工作液（100 ng/mL）10 μL、50 μL、100 μL、200 μL、500 μL、800 μL、1000 μL 至 10 mL 容量瓶中，加入 200 μL 100 ng/mL 的同位素内标工作液，用初始流动相定容至刻度，配制成终浓度为 0.1 ng/mL、0.5 ng/mL、1 ng/mL、2 ng/mL、5 ng/mL、8 ng/mL、10 ng/mL 的系列标准溶液。

四、实验步骤

（一）样品处理

1. 液体样品

（1）植物油脂。

称取 5 g 试样于 50 mL 离心管中，加入 100 μL 同位素内标工作液振荡混合后静置 30min；加入 20 mL 乙腈 – 水溶液（84 + 16）或甲醇 – 水溶液（70 + 30），涡旋混匀，置于超声波/涡旋振荡器或摇床中振荡 20 min 或用均质器均质 3 min，在 6000 r/min 下离心

10 min，取上清液备用。

（2）酱油、醋。

称取 5 g 试样于 50 mL 离心管中，加入 125 μL 同位素内标工作液振荡混合后静置 30 min；用乙腈或甲醇定容至 25 mL，涡旋混匀，置于超声波/涡旋振荡器或摇床中振荡 20 min（或用均质器均质 3 min），在 6000 r/min 下离心 10 min（或均质后玻璃纤维滤纸过滤），取上清液备用。

2. 固体样品

（1）一般固体样品。

称取 5 g 试样于 50 mL 离心管中，加入 100 μL 同位素内标工作液振荡混合后静置 30min；加入 20 mL 乙腈 – 水溶液（84 + 16）或甲醇 – 水溶液（70 + 30），涡旋混匀，置于超声波/涡旋振荡器或摇床中振荡 20 min 或用均质器均质 3 min，在 6000 r/min 下离心 10 min，取上清液备用。

（2）婴幼儿配方食品和婴幼儿辅助食品。

称取 5 g 试样于 50 mL 离心管中，加入 100 μL 同位素内标工作液振荡混合后静置 30 min；加入 20 mL 乙腈 – 水溶液（50 + 50）或甲醇 – 水溶液（70 + 30），涡旋混匀，置于超声波/涡旋振荡器或摇床中振荡 20 min（或用均质器均质 3 min），在 6000 r/min 下离心 10 min（或均质后玻璃纤维滤纸过滤），取上清液备用。

（3）半流体样品。

称取 5 g 试样于 50 mL 离心管中，加入 100 μL 同位素内标工作液振荡混合后静置 30 min；加入 20 mL 乙腈 – 水溶液（84 + 16）或甲醇 – 水溶液（70 + 30），置于超声波/涡旋振荡器或摇床中振荡 20 min（或用均质器均质 3min），在 6000 r/min 下离心 10 min（或均质后玻璃纤维滤纸过滤），取上清液备用。

（二）样品净化

1. 免疫亲和柱净化

（1）上样液的准备。

准确移取 4 mL 上清液，加入 46 mL 1% Triton X 100（或吐温 – 20）的 PBS（使用甲醇 – 水溶液提取时可减半加入），混匀。

（2）免疫亲和柱的准备。

将低温下保存的免疫亲和柱恢复至室温。

（三）试样的净化

待免疫亲和柱内原有液体流尽后，将上述样液移至 50 mL 注射器筒中，调节下滴速度，控制样液以 1～3 mL/min 的速度稳定下滴。待样液滴完后，往注射器筒内加入 2 × 10 mL 水，以稳定流速淋洗免疫亲和柱。待水滴完后，用真空泵抽干亲和柱。脱离真空系统，在亲和柱下部放置 10 mL 刻度试管，取下 50 mL 的注射器筒，加入 2 × 10 mL 甲醇洗脱亲和柱，控制 1～3 mL/min 的速度下滴，再用真空泵抽干亲和柱，收集全部洗脱液至试管中。在 50 ℃下用氮气缓缓地将洗脱液吹至近干，加入 1 mL 初始流动相，涡旋 30 s 溶解残留物，0.22 μm 滤膜过滤，收集滤液于进样瓶中以备进样。

1. 黄曲霉毒素固相净化柱和免疫亲和柱同时使用（对花椒、胡椒和辣椒等复杂基质）

（1）净化柱净化。

移取适量上清液，按净化柱操作说明进行净化，收集全部净化液。

（2）免疫亲和柱净化。

用刻度移液管准确吸取上述净化液 4 mL，加入 46 mL 1% Triton X – 100 （或吐温 –20）的 PBS［使用甲醇水溶液提取时，加入 23 mL 1% Triton X – 100 （或吐温 – 20）的 PBS］，混匀，按上述免疫亲和柱的准备和试样的净化的步骤进行处理。

2. 液相色谱参考条件

液相色谱参考条件列出如下：

（1）流动相：

1）A 相：5 mmol/L 乙酸铵溶液；

2）B 相：乙腈 – 甲醇溶液(50 + 50)。

（2）梯度洗脱：32% B （0 ~ 0.5 min），45% B （3 ~ 4 min），100% B （4.2 ~ 4.8min），32% B （5 ~ 7min）。

（3）色谱柱：C18 柱（柱长 100 mm，柱内径 2.1 mm；填料粒径1.7 μm），或相当者。

（4）流速：0.3 mL/min。

（5）柱温：40 ℃。

（6）进样体积：10 μL。

3. 质谱参考条件

质谱参考条件列出如下：

（1）检测方式：多离子反应监测（MRM）。

（2）离子源控制条件：参见表 10 – 1。

（3）离子选择参数：参见表 10 – 2。

（4）离子扫描图：如图 10 – 1 和图 10 – 2 所示。

（5）液相色谱 – 质谱图：如图 10 – 3 所示。

表 10 – 1 离子源控制条件

电离方式	ESI$^+$
毛细管电压/kV	3.5
锥孔电压/V	30
射频透镜 1 电压/V	14.9
射频透镜 2 电压/V	15.1
离子源温度/ ℃	150
锥孔反吹气流量/ （L/h）	50
脱溶剂气温度/ ℃	500
脱溶剂气流量/ （L/h）	800
电子倍增电压/V	650

表 10 -2　离子选择参数

化合物名称	母离子 / （m/z）	定量离子 / （m/z）	碰撞能量 /eV	定性离子 / （m/z）	碰撞能量 /eV	离子化方式
AFT B$_1$	313	285	22	241	38	ESI$^+$
^{13}C$_{17}$ – AFT B$_1$	330	255	23	301	35	ESI$^+$

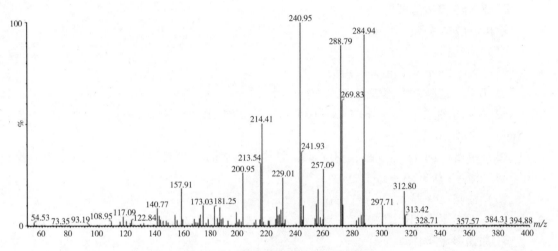

图 10 -1　黄曲霉毒素 B$_1$ 离子扫描图

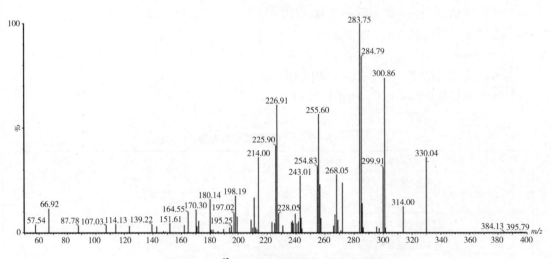

图 10 -2　^{13}C - 黄曲霉毒素 B$_1$ 离子扫描图

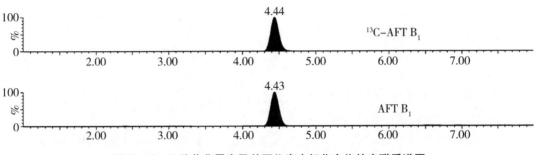

图 10 - 3　4 种黄曲霉素及其同位素内标化合物的串联质谱图

4. 定性测定

试样中目标化合物色谱峰的保留时间与相应标准色谱峰的保留时间相比较，变化范围应在 ±2.5% 之内。

每种化合物的质谱定性离子必须出现，至少应包括 1 个母离子和 2 个子离子，而且同一检测批次，对同一化合物，样品中目标化合物的两个子离子的相对丰度比与浓度相当的标准溶液相比，其允许偏差不超过表 10 - 3 规定的范围。

表 10 - 3　定性时相对离子丰度的最大允许偏差

相对离子丰度/%	>50	20 ~ 50	10 ~ 20	≤10
允许相对偏差/%	±20	±25	±30	±50

5. 标准曲线的制作

将标准系列溶液由低到高浓度进样检测，以 AFT B_1 色谱峰与对应内标色谱峰的峰面积比值浓度作图，得到标准曲线回归方程，其线性相关系数应大于 0.99。

6. 试样溶液的测定

将样品净化后得到的待测溶液进样，内标法计算待测液中目标物质的质量浓度，根据公式计算样品中待测物的含量。待测样液中的响应值应在标准曲线线性范围内，超过线性范围则应适当减少取样量重新测定。

7. 空白试验

不称取试样，按照样品处理和样品净化步骤做空白实验。应确认不含有干扰待测组分的物质。

五、分析结果的表述

试样中 AFT B_1 的残留量按下式计算：

$$X = \frac{\rho \times V_1 \times V_3 \times 1000}{V_2 \times m \times 1000}$$

式中：

X：试样中 AFT B_1 的含量，单位为微克每千克（μg/kg）；

ρ：进样溶液中 AFT B_1 按照内标法在标准曲线中对应的浓度，单位为纳克每毫升（ng/mL）；

V_1：试样提取液体积（植物油脂、固体、半固体按加入的提取液体积；酱油、醋按定容总体积），单位为毫升（mL）；

V_3：样品经净化洗脱后的最终定容体积，单位为毫升（mL）；

1000：换算系数；

V_2：用于净化分取的样品体积，单位为毫升（mL）；

m：试样的称样量，单位为克（g）。

计算结果保留 3 位有效数字，称取样品 5 g 时，AFT B_1的检出限为：0.03 μg/kg。

六、精密度

在重复性条件下获得的 2 次独立测定结果的绝对差值不得超过算术平均值的 20%。

七、思考题

（1）样品前处理中为何要使用不同比例的乙腈 – 水溶液或甲醇 – 水溶液？

（2）影响检测准确性的因素有哪些？

（3）可以采取哪些措施预防黄曲霉毒素中毒？

（夏　敏）

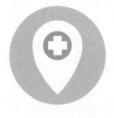

实验十一 | 膳食营养素参考摄入量的确定

一、概述

膳食营养素参考摄入量（dietary reference intake，DRIs）是为了保证人体合理摄入营养素，避免缺乏和过量，在推荐膳食营养素供给量（recommended dietary allowance，RDA）基础之上发展起来的每日平均膳食营养素摄入量的一组参考值。膳食营养素参考摄入量（DRIs）的研究和评估，在各国都是重要的国民膳食营养基准，对居民生活保障和疾病预防有着重要意义。在生活实践中，膳食营养素参考摄入量更是居民膳食供应，特别是食品工业配方设计（如婴幼儿食品、营养素补充剂等）、食品强化，以及营养型农业发展的理论基础和技术支撑。随着营养学研究的深入发展，DRIs 的主要内容也在逐渐增加。中国营养学会于 2000 年颁布了中国的 DRIs，包括估算平均需要量（estimated average requirement，EAR）、推荐摄入量（recommended nutrient intake，RNT）、适宜摄入量（adequate intake，AI）和可耐受最高摄入量（tolerable upper intake level，UL）。2013 年，中国营养学会对 2000 版 DRIs 进行了修订，增加了与慢性非传染性疾病有关的 3 个指标：宏量营养素可接受范围（acceptable macronutrient distribution ranges，AMDR）、预防非传染性慢性病的建议摄入量（proposed intakes for preventing non-communicable chronic diseases，PI – NCD，简称建议摄入量，PI）和特定建议值（specific proposed levels，SPL）。

DRIs 的制定和修订必须收集全面而系统的营养科学研究资料，并对资料进行比较、筛选和充分论证，以期为 DRIs 修订提供一个可靠的科学基础。确定营养素 DRIs 的原则依据有许多不同的主张，各种营养素之间也有不同的考虑。建立膳食营养素 DRIs 的资料来源主要有动物实验研究、人体代谢研究和人群观测研究。某一种研究资料都有其优势和缺陷，在探讨暴露因素与健康的因果关系时要综合考虑各种证据。

二、膳食营养素参考摄入量的制定方法

制定 DRIs 的基础是营养素需要量。个体对某种营养素的需要量是指机体为维持适宜的营养状况在一定时期内平均每日必须获得的该营养素的最低量。适宜的营养状况是指机体处于良好的健康状态并且能够维持这种状态。这里获得的营养素量可能是指由食物中摄入的营养素量，也可能是指营养素实际吸收的营养素量。个体对某种营养素的需要量随年龄、性别、生理特点、劳动状况等多种因素的变化而不同。即使相同年龄和性别的个体对营养素的需要量也不同，但是当样本量足够大时，机体对该营养素的需要量为正态分布，其平均值即 EAR。

（一）营养素需要量的研究方法

（1）能量需要量研究方法。确定群体或个体的能量需要即测定能量消耗量，包括能量消耗直接测量法和能量消耗间接测量法。

（2）营养素平衡研究方法。通过测量营养素摄入与排出量的平衡关系来确定营养素的需要量。

（3）营养素耗竭、补充、饱和平台法。在测定营养素缺乏表现的基础上，通过补充不同剂量的营养素纠正缺乏，进而确定营养素的需要量。

（二）EAR 的制定方法

制定成年人 EAR 采用平均值计算法，即根据某目标人群测定的需要量分布，估计其总体需要量的平均值。对于 1 岁以上儿童及青少年部分营养素资料不足以制定 EAR，可以根据他们的参考体重并考虑生长需要，由成人资料推算。

（1）成人 EAR 资料以每日需要量（重量/天）表达时，推算公式为：

$$EAR_{儿童} = EAR_{成人} \times （体重_{儿童}/体重_{成人}）^{0.75} \times （1 + 生长系数）$$

（2）成人 EAR 资料以平均每千克体重需要量 ［kg/（kg·d）］ 表达时，先根据成人体重换算为每日需要量（重量/天），再按照上述公式推算。

（3）成人资料以平均每千卡能量的需要量 ［kg·kcal］ 表达时，推算公式为：

$$EAR_{儿童} = EAR_{成人} \times （能量_{儿童}/能量_{成人}）$$

各年龄组的生长系数采用 FAO/WHO/UNU1985 年提出的生长所需蛋白质的大体比例（见表 11 − 1）。

表 11 −1 各年龄组的生长系数

年龄/岁	生长系数	年龄/岁	生长系数
0.5 ～	0.30	14 ～ 18 男	0.15
4 ～	0.15	女	0.00
9 ～	0.15	18 ～	0.00

（三）RNI 的制定方法

当营养素需要量的分布为近似正态分布时，该营养素需要量的标准差（SD）可以被计算，利用 EAR 的值加 2 个标准差可以计算出 RNI，即 $RNI = EAR + 2SD$。

如果资料不充分，不能计算标准差，但数据符合正态分布或对称分布时，变异系数（coefficient of variation，CV）10% 被用来计算 SD，即 $SD = 10\% EAR$，因此 $RNI = EAR + 2(0.1 \times EAR) = 1.2EAR$。

营养素需要量呈偏态分布时，可以将数据转换成正态分布，利用转换后的数据计算，用百分位数 P_{50} 来估算 EAR，用百分位数 $P_{97.5}$ 来估算 RNI，然后换算回原始单位，即得到营养素的 EAR 和 RNI。

（四）AI 的制定方法

成年人 AI 是以健康人群为观察对象，通过营养素摄入量的调查来得出，或通过实验研究或人群观察来确定的估算值。多采用膳食调查中营养素摄入量的中位数。儿童和青少年的 AI 可以通过成年人的相应数据推算。

0 ～ 6 月龄婴儿的 AI 一般采用营养状况良好的健康母亲足月产、全母乳喂养的健康婴儿的平均摄入量，即母乳提供的营养素量。7 ～ 12 月龄婴儿的 AI 按代谢体重法分别从小婴儿和成人推算，再取 2 个结果的平均值。计算公式如下：

$$AI_{7～12月} = AI_{0～6月} \times （体重_{7～12月}/体重_{0～6月}）^{0.75}$$

$$AI_{7～12月} = AI_{成人} \times （体重_{7～12月}/体重_{0～6月}）^{0.75} \times （1 + 生长系数）$$

（五）UL 的制定方法

如果有合适的人体观察/试验资料，UL 要根据人体研究中未观察到有害作用的剂量（no observed adverse effect level，NOAEL），即在人体研究中未发现有害作用的最高摄入量来制定。如无适宜资料来认定毒副反应水平，可以根据观察到有害作用的最低剂量（lowest observed adverse effect level，LOAEL），即在人体研究中观察到有害作用的最低摄入量及所采用的最高安全剂量以及不确定性系数（UF）来制定。在没有合适的人群研究资料时，可以使用相关动物实验资料。在将动物实验数据外推到人时，应借助药物动力学、代谢学和机制学相关资料，动物实验 NOAEL 或 LOAEL 及其确定依据［包括经口慢性/亚慢性试验，包括动物、种系、性别、年龄、实验设计（剂量分组、对照、观察和检测指标等）］。

（六）确定预防慢性疾病营养素摄入量的方法

一般来说，建立营养素（或植物化学物）与慢性非传染性疾病的因果关系经常依赖于三类科学证据：一是营养流行病学调查结果；二是营养干预研究；三是采用 meta 分析进行系统综述得到的资料。通过对这三类研究资料的检索和分析，可以判别某种营养素或植物化学物是否具有降低疾病风险的生物学作用。在此基础上，对于营养流行病学或干预研究中涉及"有效的"摄入量进行比较和筛选，作为提出 AMDR（上限）、PI-NCD 或 SPL 的基本依据。

三、膳食营养素参考摄入量确定的讨论

制定某一营养素 DRIs 是一个漫长而复杂的过程，其间需要考虑的问题很多，下面以钙为例，具体讨论钙的 DRIs 制定过程。

问题 1：在制定某一营养素 DRIs 的过程中，首先需要进行哪些前期工作？

在制定某一营养素 DRIs 的过程中，首先需要阅读营养科学的大量文献。文献必须反映目前国内外已进行过的人体试验或动物实验，为制定人体需要量提供参考数据。如果文献资料不全，或者缺乏本国人群的数据，则需要进一步进行动物实验研究、人体代谢研究、人群观测研究，以此来获得可靠数据。

对于钙元素，关于中国及亚洲 18～49 岁成人年龄段研究资料极少，至今缺乏钙平衡试验和钙干预的骨密度研究结果。参考其他国家研究结果，例如 19～75 岁美国成人达到钙平衡时的平均钙摄入量为 745 mg/d、澳洲 17～59 岁男性达到钙平衡时的平均钙摄入量为 750 mg/d。中国广州中老年妇女钙平衡研究结果显示，当钙摄入量达到 735 mg/d 时可实现钙平衡。

针对 50 岁以上人群，国内外钙平衡实验均显示，该年龄段人群达到钙平衡时的摄入量约为 750 mg/d，骨密度研究结果显示，当钙摄入量达到 800～1000 mg/d 时，再额外补充 800～1200 mg/d 对骨密度和骨折的健康改善效应均很小。

问题 2：如何利用上述文献资料，制定成年人钙的 RNI？

鉴于各国中老年妇女的钙需要量比普通成人高 10%～20%，参考国外学者的研究数据和考虑人群体格差异，将 18～49 岁年龄段成人钙的 EAR 确定为 650 mg/d，设变异系数（CV）为 10%，利用公式 $RNI = EAR + 2(0.1 \times EAR) = 1.2EAR$，则 RNI 取整数后为 800 mg/d。

根据文献资料，提示 800～1000 mg/d 能基本满足 50 岁以上人群维持骨健康的需要，因此确定该年龄段成人钙 EAR 为 800 mg/d，设 CV 为 10%，利用公式 $RNI = EAR + 2(0.1 \times EAR) = 1.2EAR$，RNI 取整数后为 1000 mg/d。

问题 3：如何确定孕妇钙的 RNI？

孕妇钙的 EAR 和 RNI 可以通过要因加算、骨健康研究和非骨健康研究来确立。

（1）要因加算。

孕妇能通过大幅增加钙吸收率以适应钙需求的增长。研究显示钙吸收率在孕前约为 35.8%，孕早期增加至 40.3%，中期和晚期分别达到 56% 和 62%。由此推算，孕期如钙摄入量仍为 800 mg/d，孕早、中、晚期每日因吸收率增加而增加的钙吸收量分别为 36 mg、162 mg 和 210 mg。

孕期尿钙排出较孕前增加，孕前尿钙排出约 173 mg/d，孕早、中、晚期尿钙排出量分别增加 27 mg/d、55 mg/d 和 75 mg/d。借鉴非孕期同龄妇女内源性粪钙排出量约 120 mg/d，推算孕早、中、晚期内源性粪钙排出量分别增加 19 mg/d、38 mg/d 和 52 mg/d。

钙吸收增加量减去经尿钙和内源性粪钙流失的增加值后，孕早、中、晚期钙储留量比孕前分别增加 -10 mg/d、69 mg/d 和 83 mg/d。孕期按 280 天计算，早、中和晚期钙储留量将分别增加 -0.93 g、6.42 g 和 7.72 g（合计 13.25 g）。鉴于孕妇在妊娠期约有 30 g 钙储留至胎儿，且主要是在孕中晚期完成，因此，孕中和孕晚期的钙储留量还需额外增加 16.75 g = 30 g - 13.25 g，平均增加约 90 mg/d。按照该时期钙吸收率，需要增加钙摄入 153 mg/d。

（2）骨健康研究。

骨密度研究结果显示，达到普通成人钙推荐摄入量后，增加钙摄入量改善孕妇骨密度不显著，也不增加新生儿骨密度。临床试验发现，孕期过高剂量（+1500 mg/d）的补钙反而显著降低产后 12 个月妇女的骨密度和骨矿物质含量。

（3）非骨健康研究。

研究发现，孕期补钙 1～2 g/d 可显著降低妊娠期收缩压、舒张压和子痫的发生率，并可轻微增加新生儿体重和降低孕期母体血铅浓度和产后母乳中的铅含量。而孕期补钙对新生儿骨密度的作用尚存在争议。

结合上述骨健康和非骨健康研究结果可知，孕妇达到普通成人钙摄入量后再增加钙摄入量并不能有效改善母体和婴儿骨质，也不提高母乳钙含量。结果提示，妊娠并不额外增加妇女钙需要量。但钙代谢和要因加算结果显示，孕中期和孕晚期 EAR 需额外增加 153 mg/d，取整为 160 mg/d，设 CV 为 10%，RNI 应增加 184 mg/d，取整为 200 mg/d。

问题 4：如何确定婴儿钙的 AI？

中国 0～6 月龄母乳摄入量平均为 750 mL/d，按乳汁含钙 242 mg/L 计算，则钙摄入量为 182 mg/d，取整数处理，则 0～6 月龄婴儿钙 AI 为 200 mg/d。

7～12 月龄婴儿缺乏母乳及辅食摄入量数据，因此以小婴儿和成人膳食参考摄入量为基础。采用代谢体重比推算，取平均值经取整数处理后，确定 AI 为 250 mg/d。

问题 5：如何确定钙的 UL？

研究结果显示，通过膳食摄入钙达到 1350 mg/d 是安全的，但总钙摄入量超过

2000 mg/d 有增加肾结石和心血管疾病的多重风险。考虑中国传统膳食钙摄入量低，通过膳食摄入几乎达不到 2000 mg/d。但目前补钙情况比较普遍，且钙补充剂对肾结石的作用可能大于膳食钙，为安全计，建议将中国 4 岁以上各年龄段人群钙 UL 值定为 2000 mg/d。

综上，即可制定出钙的一组 DRIs。对于不同的营养素，制定 DRIs 的步骤基本一致，而且一定要建立在大量阅读国内外文献的基础上。国内外的文献中的数据是源于大量的人群试验或动物实验，收集全面而系统的营养科学研究资料，并对资料进行比较、筛选和充分论证，以期为制定 DRIs 提供一个可靠的科学基础。这是我们制定和修订各种营养素 DRIs 的主要参考依据。

（朱惠莲）

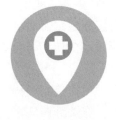

实验十二 | 食物中毒调查处理案例分析

一、背景资料

2022 年 6 月 5 日下午 17：00，某市疾病预防控制中心接到该市妇幼保健医院打来的电话，报告该医院目前收治来自某小学的腹泻、腹痛、发热、恶心患儿 20 余例。接到报告后，该市疾病预防控制中心立即派专业人员赴现场进行调查。

二、食物中毒调查处理法律依据

《食品安全法中华人民共和国》（2021 年，简称《食品安全法》）第一百零四条规定："医疗机构发现其接收的病人属于食源性疾病病人或者疑似病人的，应当按照规定及时将相关信息向所在地县级人民政府卫生行政部门报告。县级人民政府卫生行政部门认为与食品安全有关的，应当及时通报同级食品药品监督管理部门。"

《食品安全法》第一百零五条规定：发生食品安全事故，县级以上疾病预防控制机构应当对事故现场进行卫生处理，并对与事故有关的因素开展流行病学调查，有关部门应当予以协助。县级以上疾病预防控制机构应当向同级食品药品监督管理、卫生行政部门提交流行病学调查报告。

依据相关的法律、法规的规定和要求，针对此次报告的食物中毒案例，县级以上疾病预防控制机构应当及时掌握食物中毒发生的情况，确定是否为食物中毒、何种类型食物中毒。应调查中毒食品、致病因子和中毒的途径，为病人急救治疗、采取控制措施、防止食物中毒蔓延提供依据。

三、食品中毒调查处理程序与方法

1. 报告登记

2. 食物中毒的调查

（1）现场卫生学和流行病学调查。

（2）样品的采集与检验。

（3）取证。

3. 调查资料的技术分析

（1）确定病例。

（2）病例初步的流行病学分析。

（3）分析发生病例的可能病因。

（4）综合判断食物中毒的性质。

四、食物中毒事件的控制和处理

（1）控制现场，追回、销毁导致中毒的食物。

（2）对救治方案进行必要的纠正和补充。

（3）依法追究违法行为责任人的法律责任。

（4）依法对事件及处理情况、可能产生的危害，按照相关要求进行信息发布。

五、食物中毒调查处理案例分析

问题1：如何实施食物中毒事故的紧急报告制度？

讨论提示：《食品安全法》第一百零三条规定：事故单位和接收病人进行治疗的单位应当及时向事故发生地县级人民政府食品药品监督管理、卫生行政部门报告。县级人民政府食品药品监督管理、卫生行政部门对发生在管辖范围内的食物中毒或者疑似食物中毒事故，实施紧急报告制度：

（1）中毒人数超过30人的，应当于6 h内报告同级人民政府和上级人民政府卫生行政部门。

（2）中毒人数超过100人或者死亡1人以上的，应当于6 h以内上报国家卫生计生委，并同时报告同级人民政府和上级人民政府卫生行政部门。

（3）中毒事故发生在学校、地区性或者全国性重要活动期间的应当于6 h内上报国家卫生计生委，并同时报告同级人民政府和上级人民政府卫生行政部门。

问题2：当收到食物中毒报告时，卫生行政部门需要做哪些应急措施？

讨论提示：《食品安全法》第一百零二条规定：县级以上地方人民政府应当根据有关法律、法规的规定和上级人民政府的食品安全事故应急预案以及本行政区域的实际情况，制定本行政区域的食品安全事故应急预案，并报上一级人民政府备案。

（1）组织食物中毒调查处理小组，明确职责，建立协调机制。

（2）对病人采取紧急处理。

（3）对中毒食品控制处理。

（4）对中毒场所采取消毒处理。

问题3：调查前需要做哪些准备工作？

（1）人员准备。一般要指派两名以上食品卫生专业人员赶赴现场调查，对涉及面广、疑难的食物中毒应配备检验人员和有关专业人员协助调查。

（2）物质准备。食物中毒调查必备物品，包括采样用品。

（3）法律文书。现场卫生监督记录、调查记录、采样记录、卫生监督意见书。

（4）取证工具。录音机、照相机等。

（5）食物中毒快速检测箱。

（6）交通工具准备。应备有疫情调查专用车，随时待命，以便迅速赶赴现场。

问题4：如何开展现场调查？如何确定食物中毒的致病原因？

（1）对病人和进食者进行调查，了解发病情况。

（2）对可疑中毒食物及其加工过程进行调查。

1）中毒病人临床表现和进餐史调查：按照统一制定的"食物中毒临床表现调查表"逐项填写，并请病人签字认可。

本次食物中毒事故，临床调查结果如下：病人均为该小学儿童，分布在该校的20个班中，发病年龄主要分布在7～8岁，均为午托儿童。2022年6月4日午餐后部分儿童出现发热、腹痛、腹泻、恶心、呕吐、头痛、头晕等症状。患儿最高体温达41.0 ℃，大便为黏液状、蛋花汤样、稀水便、黄绿色。最短潜伏期为4 h，最长潜伏期为30 h，平均

17.5 h。

2）进餐调查：按照统一制定的"食物中毒病人进餐情况调查表"对病人发病前 72 h 进餐情况逐项进行询问填写，以便确认可疑食物。

经调查，该小学患儿及老师共同食用统一配餐，就餐时间为每天 11：00，就餐地点为各分园班级内。学校提供发病 72 h 内食谱如下：

6 月 2 日：米饭、番茄炒鸡蛋、肉末茄子、紫菜鸡蛋汤。

6 月 3 日：米饭、冬瓜炖排骨、蒸水蛋、青菜鸡蛋汤。

6 月 4 日：米饭、黄瓜炒肉片、红烧土豆、番茄鸡蛋汤。

经调查，本次中毒共 126 人，均为午托儿童，2022 年 6 月 4 日午餐后出现发热、腹痛、腹泻呕吐等症状，粪便为黏液状、蛋花汤样稀水便，病人均在 30 h 内发病。初步论证是一起细菌性食物中毒。

3）可疑食物调查：根据"食物中毒病人进餐情况调查表"的分析结果，调查人员应追踪至食堂或可疑食物制作单位，对可疑食物的原料、质量、加工烹饪方法、加热温度、时间、用具容器的清洁度和食品储备条件进行调查，同时应采集剩余的可疑食物和对可能污染的环节进行采样。

经过调查，所有患儿均为 2022 年 6 月 4 日中午在该幼儿园食用统一配餐后发病，因此判断 2022 年 6 月 4 日午餐为中毒餐次，应对该餐次所食用的食物进行进一步分析。

（3）食品从业人员健康状况的调查。

问题 5：如何进一步取证？

调查人员可充分利用录音机、照相机等手段，客观地记录下与当事人的谈话和现场卫生状况。向有关人员询问时，做好个案调查记录，并经被调查者签字认可。在调查取证过程中，调查人员必须注意证据的客观性、科学性、法律性。

经调查，该学校食品加工场所的卫生状况不合格，独立原料库、洗涮、餐具消毒、食品粗加工混为一间，无封闭式餐具保洁柜，无面食间、冷荤间，无防蝇、防尘设施。食品加工过程使用自来水，食品原材料进货渠道为批发市场，且无食品采购、索证记录。食品加工和送餐人员身体情况：8 名从业人员，只有食品配送人员无健康证明。经调查 8 名人员近期无传染病及其他感染性疾病，暴露皮肤均无外伤感染，近期无因病因事休假人员。

问题 6：如何进行现场采样和检验？

现场采样按如下步骤：

（1）病人呕吐物和粪便的采集。

采集病人呕吐物应在病人不服药前进行。对疑似细菌性食物中毒，应采集患者急性期（3 d 内）和恢复期（2 周左右）静脉血 3 mL。

（2）食物样品的采集。

采集剩余可疑食物，必要时也可采集可疑食物的半成品或原料。

（3）可疑中毒食物制作、销售环节的采样。

（4）血、尿样的采集。

（5）从业人员可能带菌样品的采集。

（6）采样数量。

样品的检验参考书中其他章节。

本起食物中毒调查人员以无菌操作采集了学校剩下的午餐，包括米饭、冬瓜炖排骨、肉末茄子、番茄鸡蛋汤等各 1 份，患儿呕吐物、粪便样本、血样各 1 份。样品经加注标签，编号，严密封袋，并附加采样时间、条件、重点怀疑病原，签字后送至实验室检验。

患儿粪便样品及食品（冬瓜炖排骨、肉末茄子）中检出沙门氏菌。证实这是一起由沙门氏菌污染导致的食物中毒。

问题 7：对食物中毒如何处理？

（1）现场处理。

1）控制措施：确认疑似食物中毒后，调查人员要依法采取行政控制措施，防止食物中毒范围扩大。

2）追回、销毁导致中毒的食物：经过现场调查与检验结果，对确认的导致中毒的食物，卫生部门可直接予以销毁，也可在卫生行政部门的监督下，由肇事单位自行销毁，对已售出的导致中毒的食物必须责令肇事者追回销毁。

3）中毒场所处理：根据不同性质的食物中毒，对中毒场所采取相应措施。如对接触细菌性食物中毒的餐具、用具、容器、设备等，用 1%～2% 碱水消毒或者用有效氯含量为 150～200 mg/L 的氯制剂溶液浸泡消毒；对接触化学性食物中毒的类似物品，要用碱液进行彻底清洗。

4）控制范围：封存可疑食物及其原料，被污染的食品用具、加工设备、容器，并责令其清洗消毒。

（2）对救治方案进行必要的纠正与补充。

（3）处罚。

使用加盖卫生行政部门印章的封条封存可疑食物及其原料，下达《行政控制决定书》。在紧急情况下，调查人员可现场封存并做记录，然后上报卫生行政部门批准，补送《行政控制决定书》。行政控制时间为 15 天，卫生行政部门应在封存之日起 15 天内完成对封存物的检验或做出评价，并做出销毁或解封决定。

（4）信息发布。

依据《食品安全法》第一百一十八条相关规定执行。

（5）撰写调查报告。

问题 8：如何进行行政处罚？

依据《食品安全法》第一百二十二至一百二十六条相关规定执行。

现场调查处理后，调查人员应对流行病学调查资料进行整理分析，结合实验室结果做出最后结论，写出完整的调查报告。

卫生监督部门一般可对生产经营单位采取一些处罚措施。处罚措施包括警告、停业整顿、限期改进、销毁食品、没收违法所得、罚款、吊销卫生许可证等。具体采取哪些处罚措施，卫生行政部门应按照违法事实、证据、适用有关法律，制作执法文书，按执法程序进行行政处罚。

六、思考题

（1）如何撰写本次食物中毒事件的完整调查报告？

（2）本例情况应该采取哪些处罚措施？

（冯　丹）

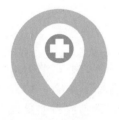

实验十三 ｜ 膳食调查

一、实验目的

（1）熟悉膳食调查的常用方法。

（2）掌握膳食调查评价的方法和意义。

二、实验内容

（1）膳食调查。

（2）膳食调查结果分析评价。

三、概述

膳食调查是了解某群体或个体在一定时间内由膳食所摄取的能量和各种营养素的数量和质量，以此来评定该调查对象的正常营养需要能否得到满足，以及满足程度的一种方法。膳食调查通过对每人每天各种食物摄入量的调查，计算出其能量和各种营养素的摄入量、各种营养素之间的相互比例关系，分析能量和营养素的食物来源等，并根据合理营养的要求，进行分析、评价的方法。

膳食调查是营养调查的基础，通常包括询问法、称重法、记账法、化学分析法和食物频率法。这些方法可单独进行，也可联合进行。不同的膳食调查方法有各自的特点，可根据具体情况进行选择。通常情况下，采用 24 h 膳食回顾法，再结合称重法和（或）食物频率法，可以提高膳食调查的准确性。膳食调查要求在每年四季或二季（冬春、夏秋）分别进行调查，每次 3～5 d，包括 1 个休息日。记录被调查者每天摄入的所有食物，依据食物成分表，计算出其中所提供的能量和营养素的含量，然后进行分析和评价。

四、膳食调查结果的评价

通过膳食调查可得到被调查者每人每天的各类食物及营养素的摄入情况，针对这些结果，可对被调查者进行膳食结构和营养结构的分析，以进行膳食、营养两个方面的评价。

（一）膳食结构的分析

膳食结构是指各类食物的品种、数量及其在膳食中所占比例。膳食结构分析主要依据现阶段中国居民平衡膳食宝塔的要求，对调查者的食物种类和数量进行分析与评价。膳食结构分析可分 3 个步骤：①根据中国居民平衡膳食宝塔的内容，将被调查者的食物分成 9 类，列出表格；②与平衡膳食宝塔的内容进行比较，对被调查者的膳食结构即食物种类、数量进行分析；③针对分析的结果，进行评价并提出合理营养的建议。

（二）营养结构的分析

营养结构是指每人每天从摄取食物中所获得的能量和各种营养素的数量、主要营养素之间的比例和食物来源，以及膳食制度等。合理的营养结构要求食物所提供的能量和营养素数量及其比例适当，保证人体生理需要和生活需要，符合中国居民营养素参考摄入量（DRIs）的要求，达到合理营养的要求；要有科学的膳食制度和加工烹调方法，并保证食品安全。

营养结构分析主要从两个方面进行：一是对每人每天的能量和营养素摄入种类和数量

的分析，以中国居民和营养素参考摄入量（DRIs）为标准；二是对能量和营养素来源、比例的分析，根据合理营养原则的要求，对能量及营养素食物来源、主要营养素之间的比例、餐次分配等进行分析与评价、建议。

具体步骤如下：

1. 能量和营养素摄入种类与数量的分析

根据被调查者的膳食调查结果，将食物分类，通过食物成分表将计算出所提供的能量和各种营养素的量；然后将其与中国居民营养素参考摄入量（DRIs）进行比较，针对结果进行分析与评价、建议。

2. 能量和营养素来源与比例的分析

计算每人每天能量和蛋白质、脂肪、碳水化合物供能比，蛋白质的食物来源构成，脂肪食物来源构成，进行分析与评价、建议。

3. 三餐能量分配比

将计算结果与合理营养三餐能量要求对比，进行分析与评价、建议。

五、案例分析

对某单位女职员（年龄为 40 岁，身高为 160 cm，体重为 50 kg）采用 24 h 膳食回顾法进行膳食调查，结果如表 13 – 1 所示。

（一）膳食调查结果

以下为女职员的连续 3 天的膳食调查表（见表 13 – 1）。

表 13 – 1　24 h 膳食回顾法的调查表基本情况

时间	餐次	饭菜名称	食物组成	食用量/g	食物组成	食用量/g
周四	早餐	大米粥	大米	30		
		馒头	精白面粉	50		
		酱蛋	鸡蛋	40		
		凉拌黄瓜	黄豆	50	黄瓜	60
	加餐	水果	火龙果	120		
	午餐	大米饭	粳米	85		
		炒芹菜	芹菜	150		
		肉丝炒豆角	瘦猪肉	30	豆角	50
	加餐	蒸玉米	玉米	50		
	晚餐	牛奶	牛奶	250		
		香蕉	香蕉	150		
			大豆油	35	食盐	12

（续上表）

时间	餐次	饭菜名称	食物组成	食用量/g	食物组成	食用量/g
周五	早餐	豆浆	豆浆	250		
		油条	精白面粉	80		
		凉拌白菜	大白菜	80		
	加餐	水果	苹果	120		
	午餐	大米饭	籼米	120		
		红烧鱼	武昌鱼	50		
		炒西兰花	西兰花	150		
	加餐					
	晚餐	小米粥	小米	30		
		香菇烧油菜	油菜	200	香菇	10
			大豆油	35	食盐	12
周六	早餐	馒头	面粉	80		
		大米粥	大米	30		
		榨菜	榨菜	30		
	加餐	牛奶	牛奶	250		
	午餐	大米饭	籼米	150		
		鸡丁炒黄瓜	黄瓜	100	鸡肉	30
		西红柿汤	西红柿	100	鸡蛋	50
	加餐		橘子	100		
	晚餐	红米粥	红米	20		
		蒜蓉莜麦菜	莜麦菜	120		
		肉末豆腐	豆腐	100	瘦猪肉	20
			大豆油	20	食盐	12

（二）膳食结构与营养素摄入量的计算

根据表 13-1 中的膳食调查结果，一是计算出每日各类食物的平均摄入量，填入表 13-3 中，进行膳食结构分析；二是根据食物成分表，将上述每日各种食物中所提供的能量和营养素含量计算出来，得到该女职员每天平均能量和营养素的摄入量（见表 13-2），再进行相关营养结构的分析。

表13-2　一日能量和营养素摄入量计算表

食物名称	重量/g	蛋白质/g	脂肪/g	碳水化合物类/g	能量/kJ	钙/mg	磷/mg	铁/mg	维生素A/IU	胡萝卜素/mg	硫胺素/mg	核黄素/mg	烟酸/mg	维生素C/mg	维生素D/mg
合计															

（三）膳食结构分析

对女职员的每日摄取食物进行分类，将平均每日各类食物的食用量填入表格，进行膳食结构的分析（见表13-3）。

表13-3　每日平均各类食物的摄入量　　　　　　　　　　单位：g/d

	谷类	蔬菜	水果	肉、禽	蛋类	鱼虾	豆类及制品	奶类及制品	油脂
实际摄入量									
膳食宝塔推荐量									
摄入量/推荐量/%									

（四）营养素摄入量的分析

根据表13-2中计算出的各种食物中的能量和营养素含量，与DRIs中的RNI或AI进行比较分析（见表13-4、表13-5）。

表13-4　每日能量及三大产能营养素摄入量与DRIs比较

	平均每日摄入量			
	总能量/kcal	蛋白质	脂肪	碳水化合物
实际摄入量				
DRIs量或比例				
实际摄入量/DRIs量/%				

表13-5　每日主要营养素平均摄入量与DRIs比较

	钙/mg	铁/mg	锌/mg	视黄醇/μg RE	硫胺素/mg	核黄素/mg	烟酸/mg	抗坏血酸/mg	膳食纤维/mg	胆固醇/mg
实际摄入量										
DRIs量										
实际摄入量/DRIs/%										

（五）三大产热营养素的供能比

计算三大产热营养素提供的能量并进行分析（见表 13 – 6）。

表 13 – 6　三大产热营养素产能量占总能量的构成比

	实际摄入量/g	提供能量/kcal	占总能量的百分比/%	合理营养建议的供能比/%
蛋白质				
脂肪				
碳水化合物				
合计				

（六）蛋白质、脂肪的食物来源及构成比例分析

由表 13 – 2 中核算出各类食物中提供的蛋白质量、脂肪量，分别计算出其各自的构成比例（见表 13 – 7、表 13 – 8）。

表 13 – 7　每日蛋白质的食物来源构成比

	谷类	豆类及其制品	动物性食品	其他	合计
提供蛋白质量/g					
占蛋白质的比例/%					

表 13 – 8　每日脂肪的食物来源构成比

	动物性食物	植物性食物	合计
提供脂肪量/g			
占总脂肪的比例/%			

（七）一日三餐供能比分析

计算出三餐提供能量及与总能量的比例（见表 13 – 9），并进行分析。

表 13 – 9　一日三餐供能比分析

	早餐	午餐	晚餐	合计
提供能量/kcal				
占总能量的比例/%				

六、膳食结果分析评价

（1）膳食结构（食物种类和数量）。

（2）膳食能量和营养素摄入量。

（3）三大产热营养素供能比。

（4）蛋白质的食物来源。

（5）三餐能量分配比。

（冯　丹）

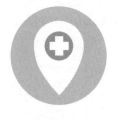

实验十四 ｜ 人体营养状况评价

营养调查（nutritional survey）指运用科学手段来了解某一人群或个体的膳食状况和营养水平，以此判断其膳食结构是否合理和营养状况是否良好，是评价人体营养状况的方法。营养调查的内容通常包括：膳食调查、人体测量资料分析、营养不足或缺乏的临床检查、人体营养水平的生化检验，以及进一步对被调查者进行营养状况综合判定。营养调查的意义在于可了解不同地区或不同年龄人群或个体的膳食结构和营养状况，发现膳食中存在的问题，为查找其原因或下一步的营养监测提供依据；为改善人们营养状况、设计合理膳食方案提供依据；还可了解人们的食物摄入、饮食习惯、疾病发生等相关问题，为诊断、治疗和预防营养失调所引起的疾病提供依据；也可为相关的科学研究提供基础性材料，为制定或修订膳食营养素参考摄入量提供依据；通过评价居民的膳食结构和营养状况发展，可预测未来的发展趋势，为国家制定政策和社会发展规划提供科学依据。

一、营养不足或缺乏的临床体征检查

临床体征检查是调查人员运用临床医学知识，借助感观或有关的检查器具来了解被调查者的身体状况的一组最基本的检查方法，其目的是观察其是否有与营养状况有关的症状、体征等，从而做出营养正常或失调的营养诊断。根据人体出现的症状和异常体征检查，发现营养不足或缺乏的情况，主要内容见表14-1。

表 14 – 1 营养缺乏病主要症状及体征

营养缺乏病	主要症状/体征
能量－蛋白质营养不良	①无力、心慌、气促、头昏； ②抵抗力下降、易疲劳； ③皮肤干燥、毛发稀少； ④色素沉着； ⑤精神萎靡、反应冷淡 消瘦型： ①明显消瘦，成人体重低于标准体重10%以上； ②肌肉减少，肌萎缩 水肿型： ①凹陷性水肿； ②肝大
维生素 A 缺乏病	①暗反应时间延长； ②夜盲； ③结膜干燥、结膜软化、结膜穿孔； ④毕脱氏斑； ⑤皮肤干燥、鳞屑、毛囊角化

（续上表）

营养缺乏病	主要症状/体征
维生素 B₁ 缺乏病	①食欲减退，倦怠无力； ②多发性神经炎； ③腓肠肌压痛； ④心悸、气短； ⑤心脏扩大； ⑥水肿
维生素 B₂ 缺乏病	①视力模糊、畏光； ②睑缘炎； ③脂溢性皮炎； ④口角炎、舌炎、唇炎； ⑤阴囊、会阴水肿
维生素 PP 缺乏病	①暴露部位对称性皮炎； ②舌炎； ③腹泻； ④精神神经异常
维生素 C 缺乏病	①齿龈出血及齿龈炎； ②皮下出血点或青紫； ③毛囊角化； ④四肢长骨端肿胀
维生素 D 与钙缺乏病	儿童： ①兴奋不安，好哭多汗； ②肌肉松软、蛙状腹； ③前囟大、方颅； ④肋骨串珠、赫氏沟、鸡胸； ⑤"手镯征""X"形或"O"形腿； ⑥脊柱弯曲； ⑦牙齿发育障碍 成人： ①腰酸腿软无力、小腿痉挛； ②偏食、厌食、易感冒、易过敏等； ③疲倦乏力、烦躁、精力不集中； ④骨质疏松、骨质增生、骨质软化、各类骨折
锌缺乏病	①生长发育迟缓、性成熟迟缓； ②食欲减退； ③味觉异常、异食癖； ④伤口不易愈合

（续上表）

营养缺乏病	主要症状/体征
缺铁性贫血缺乏病	①无力、心慌、气促、头昏； ②畏寒、抵抗力下降、易疲劳； ③口唇、甲床黏膜苍白； ④儿童发育迟缓、注意力不集中、认知能力障碍等； ⑤异食癖； ⑥容易患口炎、舌炎； ⑦舟状甲； ⑧重者可出现萎缩性胃炎、吸收不良综合征； ⑨小儿明显的消瘦

二、人体测量

人体测量指标可以综合反映人体的营养状况。体格状况和生长、发育速度是评价营养状况的灵敏指标，特别是学龄前儿童的体测结果，因其敏感性及代表性好、测定方法规范、所需费用低，常被用来评价一个地区人群的营养状况。常用的体格测量项目有身高（身长）、体重、头围、胸围、上臂围、腰围、臀围及皮褶厚度等。

（一）人体测量内容

人体测量通常包括两个方面：一是生长发育测量，包括头围、体重及身高（长）等的测量；二是机体组成测量，如皮褶厚度、上臂围、腰围及臀围等的测量。不同年龄的人群可选择的指标不同。

（二）人体测量常用指标及测定方法

1. 体重

（1）使用器材：杠杆秤。使用前应检查仪器的准确性和灵敏度。用标准砝码进行检验，使其误差不超过0.1%。

（2）测定方法：每次测量时，杠杆秤要进行校正。应将其放在平坦的地面上，调整零点至刻度尺呈水平位。受试者身着短裤、背心，站立于秤中央。读数以千克（kg）为单位，精确到小数点后1位。

2. 身高（长）

（1）身长：3岁以下儿童需要测量身长。

1）使用器材：卧式量板或量床。

2）测定方法：将量板放在平坦的地面或桌面上，脱去鞋帽和厚衣裤，使其仰卧于量板中线位置，固定小儿头部，两耳在同一水平线上，并使用其接触头板。测量者位于小儿右侧，将左手置于小儿膝部，使其固定；用右手滑动滑板，使之紧贴小儿足跟，读数至小数点后1位（0.1 cm）。

（2）身高。

1）使用器材：身高坐高计。使用前应校对零点，用钢尺测量基准板平面红色刻线的高度是否为 10 cm。同时应检查立柱是否垂直、连接处是否紧密、有无晃动、零点有无松脱等情况并加以校正。

2）测量方法：被测者上肢自然下垂，足跟并拢，足尖分开成60°，足跟、骶骨及两肩胛区与立柱接触，躯干自然挺直；测试者站在被测者右侧，将水平板轻轻沿立柱下滑，轻压于被测者头顶。测试者读数时两眼应与压板平面等高，精确到小数点后 1 位（0.1 cm）。测量过程要严格遵守"三点靠立柱""两点呈水平"的原则。

3. 上臂围

上臂围测量位置为左上臂从肩峰至尺骨鹰嘴连线中点的部位臂围长，包括上臂紧张围和上臂松弛围。两者之差可反映肌肉发育状况，差值越大，肌肉发育状况越好。上臂围本身可反映营养状况，与体重密切相关。

（1）使用器材：无伸缩性材料制成的卷尺，刻度为 0.1 cm。

（2）上臂紧张围测量。上臂紧张围是指上臂肱二头肌最大限度收缩时的围度。测量方法：被测者上斜平举约45°，手掌向上握拳并用力屈肘；测量者站于侧面或对面，将卷尺在上臂肱二头肌最相绕一周进行测量。测量时被测者的肌肉要充分收缩，卷尺的松紧度要适宜，测量误差小于 0.5 cm。

（3）上臂松弛围测量、上臂松弛围是指上臂肱二头肌松弛时的围度。测量方法：在测量上臂紧张围后，将卷尺保持原来位置不动，让被测者将上臂缓慢伸直，将卷尺在上臂肱二头肌最粗处绕一周进行测量。测量上臂松弛围时应注意肌肉由紧变换到松弛时，勿使卷尺移位，测量误差小于 0.5 cm。

4. 皮褶厚度

皮褶厚度是衡量个体营养状况和肥胖程度较好的指标，主要测量皮下脂肪厚度，可以间接评价人体肥胖程度。一般测量上臂肱三头肌、肩胛下角、脐旁、躯干、腰腹等部位的皮下脂肪堆积情况。

（1）使用器材：皮褶厚度计。

（2）测量方法：被测者自然站立，被测部位充分裸露，测试者站在被测者身后，找到肩峰、尺骨鹰嘴部位，用油笔标记出左臂后从肩到尺骨鹰连线中点。用左手拇指和食指、中指将被测部位皮肤及皮下组织夹提起来，在其下方用皮褶厚度计测量厚度，松开皮褶厚度计的卡钳钳柄，使钳尖部充分夹住皮褶，皮褶厚度计指针快速回落后立即读数。连续测量 3 次，以 mm 为单位，精确到 0.1 mm。

5. 腰围

（1）使用器材：无伸缩性材料制成的卷尺，刻度为 0.1 cm。

（2）测量方法：被测者自然站立，平视前方；测试人员先取肋下缘最底部和髂前上脊最高点之间连线的中点处，将卷尺水平围绕腰一周，并在被测者呼气末而吸气未开始进行读数记录。

三、人体营养水平的生化检验

人体营养水平的生化检查是借助生理、生化实验手段评价人体营养状况的常用方法，发现人体临床营养不足、营养储备水平低下或营养素过量状况，以便较早掌握营养失调征兆和变化动态，及时采取必要的预防措施。也可用于营养干预或治疗效果的评价。一般包括营养学指标、免疫学指标以及常见的人体医学检查指标。常见的营养学指标检查包括：①血液、尿液中营养素或其标志物含量、营养素代谢产物含量的测定；②与营养素有关的血液成分或酶活性的测定。

四、营养状况分析、评价和建议

通过膳食调查、人体营养水平的生化检验、营养不足或缺乏的临床体征检查和人体测量资料的分析，对被调查者的膳食结构、营养结构进行分析与评价，以及与生化检查、人体测量和临床体征检查结果等综合性分析，得出结论，并提出相应的改进建议。

五、实例分析

某大学女生年龄为 22 岁，身高为 160 cm，体重为 47 kg；自述近一年自觉无力，易疲劳，食欲下降，偶有失眠等状况，无患任何疾病史。营养师针对其情况，采用 24 h 膳食回顾法结合称重法对其进行连续三天的膳食调查，同时参考其年度体检结果进行分析。其膳食调查结果、人体测量指标（体重、身高、肱三头肌皮褶厚度）、生化检查指标（红细胞、血红蛋白、转铁蛋白、甘油三酯、总胆固醇）如下表所示，最后对此女同学进行营养状况评价，并提出了建议和指导。

（一）膳食调查结果

以下为女生的连续三天的膳食调查表（表 14 - 2）。

表 14 - 2　24 h 膳食回顾法的调查表基本情况

姓名：张某　　　性别：女　　　年龄：22　　　　　　民族：汉
文化程度：本科　职业：学生　体力活动情况：极轻　住址：略
身高：160 cm　　体重：47 kg　血压：120/77 mmHg　疾病情况：无
个人编码：　　　　　　　　　　　　　　　　　　　　　　填写日期：

时间	餐次	饭菜名称	食物组成	食用量/g	食物组成	食用量（g）
周四	早餐	小米粥	小米	30		
		馒头	精白面粉	50		
		茶叶蛋	鸡蛋	40		
		拌黄瓜	豆腐干	60	黄瓜	60
	加餐	水果	苹果	120		
	午餐	二米饭	大米	85	玉米	20
		素炒油菜	油菜	150		
		肉片炒青椒	瘦猪肉	30	青椒	50
	加餐					
	晚餐	牛奶	牛奶	200		
		香蕉	香蕉	150		
			花生油	32	食盐	11

（续上表）

时间	餐次	饭菜名称	食物组成	食用量（g）	食物组成	食用量（g）
周五	早餐	豆浆	豆浆	250		
		油条	精白面粉	80		
		拌白菜	大白菜	80		
	加餐	水果	橘子	120		
	午餐	二米饭	大米	100		
		酱牛肉	牛肉	20		
		蒜蓉莜麦菜	莜麦菜	150	玉米	20
	加餐					
	晚餐	薏米粥	薏米	30		
		香菇烧油菜	油菜	200	香菇	10
			花生油	35	食盐	12
周六	早餐	馒头	面粉	80		
		小米粥	小米	20		
		拌菠菜	菠菜	100		
	加餐	酸奶	酸奶	150		
	午餐	大米饭	粳米	150		
		炒青笋	青笋	100	瘦猪肉	30
		西红柿汤	西红柿	100	鸡蛋	30
	加餐		香蕉	100		
		大米粥	大米	20		
		炒西兰花	西兰花	120		
		熘豆腐	豆腐	100		
			花生油	20	食盐	12

（二）人体测量结果

该女生学的人体测量资料如下表（见表14-3）。

表14-3 体测量数据

姓名	身高/cm	体重/kg	体质指数/（kg/m²）	三头肌皮褶厚度/mm
×××	160	47	18.4	13

（三）生化检验结果

该女生的生化检验资料如下表（见表14-4）。

表 14 - 4　生化检查结果

空腹血糖/（mmol/L）	红细胞/（L）	血红蛋白/（g/L）	白细胞/（L）	转铁蛋白饱和度/（L）	总胆固醇/（mmol/L）	甘油三酯/（mmol/L）	高密度脂蛋白/（mmol/L）
4.21	3.0×10^{12}	101	5.0×10^{9}	212	4.2	0.89	1.0

（四）营养不足或缺乏的临床体征检查

经相关临床体格检查，发该女同学有面色、眼睑、口唇、指甲苍白，无其他异常，无其他疾病。

（五）综合评价

1. 膳食结构与营养素摄入量的计算

根据表 14 - 2 中的膳食调查结果，一是计算出每日各类食物的平均摄入量，填入表 14 - 6 中，进行膳食结构分析。二是根据食物成分表，将上述每日各种食物中所提供的能量和营养素含量计算出来，得到该女同学每日平均能量和营养素的摄入量（表 14 - 5），再进行相关营养结构的分析。

表 14 - 5　每日平均营养素和能量摄入量计算表

食物名称	重量/g	蛋白质/g	脂肪/g	碳水化合物类/g	能量/kJ	钙/mg	磷/mg	铁/mg	维生素A/IU	胡萝卜素/mg	硫胺素/mg	核黄素/mg	烟酸/mg	维生素C/mg	维生素D/mg
合计															

2. 营养状况综合评价

（1）膳食结构分析：对女生的每日摄取食物进行分类，将平均每日各类食物的食用量填入表格，进行膳食结构的分析（见表 14 - 6）。

表 14 - 6　每日平均各类食物的摄入量　　　　　　　单位：g/d

	谷类	蔬菜	水果	肉、禽	蛋类	鱼虾	豆类及制品	奶类及制品	油脂
实际摄入量									
膳食宝塔推荐量									
摄入量/推荐量/%									

（2）营养素摄入量的分析：根据表 14 - 5 中计算出的各种食物中的能量和营养素含量，与 DRIs 中的 RNI 或 AI 进行比较分析（见表 14 - 7、表14 - 8）。

表 14 –7　每日能量及三大营养素摄入量与 DRIs 比较

	平均每日摄入量			
	总能量/kcal	蛋白质/g	脂肪/g	碳水化合物/g
实际摄入量				
DRIs 量或比例				
实际摄入量/DRIs 量/%				

表 14 –8　每日主要营养素平均摄入量与 DRIs 比较

	钙/mg	铁/mg	锌/mg	视黄醇/μg	硫胺素/mg	核黄素/mg	烟酸/mg	抗坏血酸/mg	膳食纤维/g	胆固醇/mg
实际摄入量										
DRIs 量或比例										
实际摄入量/DRIs 量/%										

（3）三大营养素的产能比：计算三大营养素提供的能量并进行分析（见表 14 –9）。

表 14 –9　三大营养素产能量占总能量的构成比

	实际摄入量/g	提供的能量/kcal	占总能量的百分比/%	合理营养建议的供能比/%
蛋白质				
脂肪				
碳水化合物				
合计				

（4）蛋白质、脂肪的食物来源及构成比例分析：由表 14 –5 中核算出各类食物中提供的蛋白质量、脂肪量，分别计算出其各自的构成比例（见表 14 –10、表 14 –11）。

表 14 –10　每日蛋白质的食物来源构成比

	谷类	豆类及其制品	动物性食品	其他	合计
提供蛋白质量/g					
占总蛋白的比例/%					

表 14 –11　每日脂肪的食物来源构成比

	动物性食物	植物性食物	合计
提供脂肪量/g			
占总脂肪的比例/%			

（5）一日三餐供能比分析：计算出三餐提供能量及与总能量的比例（见表 14 –12），并进行分析。

表 14 –12　一日三餐供能比分析

	早餐	午餐	晚餐	合计
提供能量/kcal				
占总能量的比例/%				

3. 营养状况的结论与建议

根据该女生的膳食调查结果、生化检验结果和人体测量资料的分析，可对此人的健康状况和营养状况做出结论，提出针对性建议。

（杨丽丽）

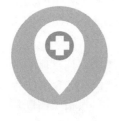

实验十五 | 人体红细胞膜脂肪酸含量的测定

红细胞或红血球（erythrocyte/red blood cell），在常规化验中英文常缩写为 RBC，是血液中数量最多的一类血细胞，同时也是脊椎动物体内运送氧气的最主要的媒介，同时还具有一定的免疫调节功能。

细胞膜是隔绝细胞与外界环境的重要结构。细胞膜由数以千计的不同脂质分子组成，这些脂质分子相互交联，形成了一个或稳定或动态的结构系统。血浆中的磷脂通常在体内扮演着传递、流通脂肪酸的角色，因此血浆中脂肪酸的含量被认为可以反映短期内人体脂肪酸代谢状况。成熟的红细胞无法自身合成脂肪酸，其膜磷脂上的脂肪酸变化主要是通过被动地与血浆中游离脂肪酸或磷脂上脂肪酸的交换来进行的。因此，红细胞膜磷脂的脂肪酸组成被认为可以反映人体内脂肪酸长期的代谢状况。此外，红细胞膜磷脂中脂肪酸的组成也可以反映其他细胞的膜磷脂的组成，包括心室和心房内的心肌细胞。

目前血细胞提取的方法主要为密度梯度分离法。其原理主要是利用红细胞、白细胞、血小板之间的密度差异，利用密度梯度离心，而将其分别分离。而针对脂肪酸检测的技术手段主要有薄层色谱法（TLC）、液相色谱/液质联用法（LC/LC – MS）以及气相/气相质谱联用法（GC/GC – MS）。

气相色谱 – 质谱联用技术对脂肪酸进行分析是目前最常用的检测手段。气相色谱的分离能力强，理论塔板数高，这些特性都很好地解决了液相色谱检测脂肪酸时检测范围窄的问题。气相色谱不仅可以同时检测短链和长链脂肪酸，对相同碳数和双键数的顺反异构体也有很好的分离效果；与质谱联用可以进一步提高检测的灵敏度和准确度，并且通过目前通用的标准 NIST 谱库，也可以对样品进行快速的定性分析。

一、实验目的

通过实验掌握气相色谱 – 质谱联用技术的原理，熟悉红细胞提取和气相色谱 – 质谱联用的操作方法。

二、实验原理

用梯度密度离心分离方法分离纯化红细胞后，通过氯仿 – 甲醇提取细胞膜后再使用甲醇溶液皂化脂肪酸甘油酯，再与甲醇溶液反应转化成脂肪酸甲酯。或者在绝对甲醇中甲醇化钾的作用下通过酯基转移反应转化为脂肪酸甲酯，游离脂肪酸则被盐酸的甲醇溶液甲酯化。用毛细管色谱分离串联质谱检测，采用内标法进行定量分析。

三、主要仪器和试剂

（一）主要仪器

（1）超声波/涡旋振荡器或摇床。

（2）分析天平。

（3）涡旋混合器。

（4）高速均质器：转速 6500 ～ 24000 r/min。

（5）离心机：转速 ≥ 6000 r/min。

（6）恒温生化培养箱。

（7）质谱系统。

（8）气相系统。

（二）主要试剂

（1）十七烷酸内标储备液：十七烷酸标准溶液为甲酯化反应的内标物。精密称取十七烷酸对照品 10 mg，置于 2 mL 螺口瓶中，加 1 mL 正己烷溶解稀释，涡旋混合，摇匀，即得浓度为 10 g/L 十七烷酸对照品储备溶液，置于 4 ℃冰箱中保存。取用时先将储备液稀释至 1 g/L。

（2）磷脂提取液：精密量取氯仿：甲醇＝3：1，混匀后密封保存于通风橱中。由于有机溶剂挥发性较强，氯仿 – 甲醇溶液需使用时现用现配。

（3）盐酸甲醇溶液：取少量甲醇于烧杯中，然后加入 10 mL 浓盐酸，待冷却后转移至 50 mL 容量瓶中，加入甲醇补齐至刻度，盐酸终浓度为 7%～8%。盐酸甲醇储备液置于 4 ℃冰箱中保存。

（4）二丁基羟基甲苯（BHT）溶液的配制：精密称取 BHT 标准品 10 mg，置于 2 mL 螺口瓶中，加 1 mL 正己烷溶解稀释摇匀，即得浓度为 10 g/L 的 BHT 溶液（抗氧化），置于 4 ℃冰箱中保存。取用时先将储备液稀释至 0.1 g/L。

（5）脂肪酸谱线性标准溶液配制：脂肪酸谱对照品为商品化混标，总浓度为 10 g/L 的 37 种脂肪酸甲酯，二十碳四烯酸甲酯（C20：4）因无法与 C23：0 实现基线分离，故为独立标准品单独配制，浓度为 10 g/L。二十二碳五烯酸甲酯（C22：5，DPA）为独立标准品，浓度为 10 g/L 各标准系列溶液均用正己烷进行稀释，稀释浓度为 10%、1%、0.25%、0.1%、0.025%。

（6）质控溶液：使用时取 180 μL 向其中加入 20 μL 十九烷酸甲酯内标溶液，内标工作液浓度为 1 mg/L。质控样本与未知样本同时进行处理，处理后均匀插入分析的样品中进行分析。

（7）十九烷酸甲酯内标贮备液：十九烷酸甲酯标准液为定量内标物。精密称取十九烷酸甲酯 10 mg，置于 2 mL 螺口瓶中，加 1 mL 正己烷溶解稀释摇匀，即得浓度 10 g/L 的十九烷酸甲酯对照品储备溶液。再用正己烷稀释至 10 mg/L，置于 –20 ℃冰箱中保存。使用时向 180 μL 样品中加入 20 μL 十九烷酸甲酯对照品，工作浓度为 1 mg/L。

（8）羟乙基淀粉。

（9）Hank's 液：

1）原液甲配置：NaCl 160 g、KCl 8 g、$MgSO_4 \cdot 7H_2O$ 2 g、$MgCl_2 \cdot 6H_2O$ 2 g，上述试剂加入 800 mL 双蒸水，溶解。$CaCl_2$ 2.8 g 溶于 100 mL 双蒸水。上述两种液体混合，加双蒸水定容至 1000 mL，再加入 2 mL 氯仿作为防腐剂，里于 4 ℃冰箱中保存备用。

2）原液乙配置：$Na_2O_4 \cdot 12H_2O$ 3.04 g、KH_2PO_4 1.2 g、葡萄糖 20 g，加 800 mL 双蒸水，溶解；0.4% 酚红溶液 100 mL。上述两种溶液混合，加双蒸水定容至 1000 mL，再加 2 mL 氯仿作为防腐剂，4 ℃保存备用。

3）工作液配置：甲、乙原液各取 1 份，双蒸水 18 份，混充分混合后过滤，121 ℃ 20 min 高压灭菌，里于 4 ℃冰箱中保存，使用前用 $NaHCO_3$ 调整 pH 至 7.2～7.4。

（10）红细胞裂解液。

（11）生理盐水。

（12）PBS 缓冲液。

（13）HEPES 缓冲液：取 119.15 g HEPES 溶解在 400 mL 双蒸水中，加 0.5～1mg/L 的 NaOH 水溶液调节至所需 pH（6.8～8.2），最后用双蒸水定容至 500 mL，里于 4 ℃ 冰箱中保存备用。

（14）SP-2560（30 m×0.25 mm×0.25）毛细管色谱柱。

四、实验步骤

（一）样品处理

人血液样本收集

血液样本由含有 EDTA 抗凝剂的真空管收集，收集完成的血液在低温保存下立刻转移回实验室。

（1）红细胞分离。将采集含有 EDTA 抗凝剂的全血，轻离心 3000×g，15 min，吸去上层血浆后向全血离心的下层血细胞中加入羟乙基淀粉（HES），37 ℃ 恒温培养 5 min。取出后加入 Hank's 液，摇匀，自然沉降 30 min。沉降分层后，下层即为分离纯化的红细胞。

（2）人红细胞膜制备。取分离好的红细胞 100 μL 加入 4 mL 生理盐水中，8000 r/min 离心 20 min。将离心上清液弃去，此步骤重复 3 次。向上一步中得到的细胞碎片沉淀中加入 200 μL 氯仿-甲醇溶液，混匀后以 8000 r/min 离心 20 min，取出后样品分为 3 层，小心吸取最下层氯仿层，将吸取的氯仿层溶液转移至另一离心管中。此步骤重复 3 次。将得到的磷脂提取液置于氮气中吹干待用。

（3）人血细胞膜磷脂提取。向上述步骤提取的样品中加入 200 μL 甲苯、700 μL 甲醇，混匀后超声 10 min。向反应用玻璃管中加入 2 μL 浓度为 1 g/L 的十七烷酸溶液、1 μL 浓度为 0.1 g/L 的 BHT，氮气下吹干溶剂。将超声好的磷脂提取溶液加入反应玻璃管内，向其中加入 750 μL 甲醇、300 μL 盐酸-甲醇溶液，保证盐酸浓度在 1% 左右。用内置的四氟密封垫的盖子旋紧，涡旋混匀后在 45 ℃ 下反应 14 小时。反应后的溶液在室温下静置，冷却后向其中依次加入 1 mL 水、1 mL 正己烷，涡旋混匀，取正己烷层至干净 1.5 mL 塑料管中，氮气下吹干后用 180 μL 正己烷复溶。复溶后的样品中加入 20 μL 的十九烷酸甲酯内标溶液，十九烷酸甲酯内标工作浓度为 1 mg/L。

（二）气相色谱参考条件

（1）载气：氦气，流速 1.2 mL/min。

（2）程序升温：140 ℃ 维持 5 min，后 10 ℃/min 升温至 150 ℃，后 3 ℃/min 升温至 190 ℃，后 2 ℃/min 升温至 220 ℃ 维持 1 min，后 4 ℃/min 升温至 250 ℃ 维持 15 min。

（3）检测器：EI 源，质谱离子源温度 280 ℃，传输线温度 250 ℃，从 10 min 开始质谱检测。

（4）进样方式：分流进样，进样口温度 250 ℃，分流比为 1:10，1 μL 进样。

（三）标准曲线的制作

将标准系列溶液由低浓度到高浓度进样检测，测得脂肪酸甲酯与内标的色谱峰面积值。以脂肪酸谱色谱峰面积比为纵坐标，以系列标准脂肪酸样本浓度为横坐标，进行线性回归。相关系数应大于 0.99。

（四）试样溶液的测定

将样品净化后得到的待测溶液进样，内标法计算待测液中目标物质的质量浓度，根据公式计算样品中待测物的含量。待测样液中的响应值应在标准曲线线性范围内，超过线性范围则应适当减少取样量重新测定。

（五）质量控制

每批样本中插入双样本随行质控，所得质控相对标准偏差（RSD）小于 10%。

五、分析结果的表述

（一）相对校正因子测定

碳链长度少于 10 个碳原子的脂肪酸的校正因子的测定。

校正因子的作用是将峰面积转化为质量分数，测定校正因子需用与试样分析相同条件参比分析的色谱图。

通过下式计算脂肪酸校正因子：

$$k_i = \frac{m_i}{A_i}$$

式中：

k_i：脂肪酸 i 的校正因子；

m_i：参比样中脂肪酸 i 的质量；

A_i：参比样中脂肪酸 i 的对应峰面积。

（二）脂肪酸含量的计算

单一脂肪酸的含量按下式计算：

$$\omega_i = \frac{A_{isr} \times m_r}{A_{rar} \times m_s} \times k_i \times 1000$$

式中：

ω_i：脂肪样品中的脂肪酸 i 的质量分数，单位为克每千克（g/kg）；

A_{isr}：加内标的脂肪样品脂肪酸 i 的峰面积；

A_{rar}：加内标的样品中内标物的峰面积；

m_r：脂肪样品中加入内标物的质量，单位为克（g）；

m_s：脂肪样品中红细胞溶液的质量，单位为克（g）；

k_i：脂肪酸 i 的校正因子；

1000：换算系数；

计算结果保留 3 位有效数字。

六、精密度

在重复性条件下获得的 2 次独立测定结果的绝对差值不得超过算术平均值的 20%。

七、思考题

（1）样品前处理中使用甲醇皂化的酸碱条件是什么？

（2）影响检测准确性的因素有哪些？

（3）怎样检测红细胞的分离效果？

（夏　敏）

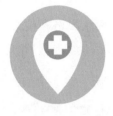

实验十六 | 人血维生素 D 含量的测定

一、液相色谱串联质谱法

（一）实验原理

血清（血浆）中的 25（OH）D_2 和 25（OH）D_3 经甲醇/乙腈沉淀蛋白，采用正己烷萃取，用氮气吹干，用初始流动相复溶，使用液相色谱法分离，串联质谱多反应监测模式（MRM）检测，同位素内标法定量，该方法可以分别测定 25（OH）D_2 和 25（OH）D_3。

（二）试剂和溶液

除非另有说明，本方法所有试剂均为分析纯，水符合《分析实验室用水规格实验方法》（GB/T 6682—2008）中一级用水规定，溶液按照《化学试制 试验方法中所用制剂及制品的制备》（GB/T 603—2002）配制。

1. 试剂

（1）25（OH）D_2 标准品（$C_{28}H_{44}O_2$，CAS：21343 - 40 - 8）：纯度大于 98% 或有证标准物质。

（2）25（OH）D_3 标准品（$C_{27}H_{44}O_2$，CAS：19356 - 17 - 3）：纯度大于 98% 或有证标准物质。

（3）同位素内标 $[^2H_3]$ - 25（OH）D_2 标准品（$C_{28}H_{41}{}^2H_3O_2$，CAS：1217467 - 39 - 4）：纯度大于 98%。

（4）同位素内标 $[^2H_3]$ - 25（OH）D_3 标准品（$C_{27}H_{41}{}^2H_3O_2$，CAS：140710 - 94 - 7）：纯度大于 98%。

（5）甲醇（CH_3OH）：色谱纯。

（6）正己烷（C_6H_{14}）：色谱纯。

（7）甲酸（$HCOOH$）：色谱纯。

（8）牛血清白蛋白（BSA）：纯度 ≥98%

（9）氮气（N_2）：纯度 ≥99.9%。

（10）甲酸 - 水溶液：0.1%。

（11）甲酸 - 甲醇溶液：0.1%。

（12）2 - 2 - 1 - 12. 乙腈（CH_3CN）：色谱纯。

（13）BSA 牛血清白蛋白水溶液：1%。

（14）沉淀剂：甲醇 + 乙腈（1 + 1）。

（15）标准储备溶液（10 μg/mL）：分别称取 25（OH）D_2 和 25（OH）D_3 标准品 1 mg（精确至 0.01 mg）置于 2 个 100 mL 容量瓶中，用甲醇溶解并定容至刻度。此溶液中 25（OH）D_2 和 25（OH）D_3 的浓度为 10 μg/mL。溶液转移至试剂瓶中后，-20 ℃ 下避光保存，备用。

（16）同位素内标标准储备溶液（10 μg/mL）：分别称取同位素内标 $[^2H_3]$ - 25（OH）D_2 和 $[^2H_3]$ - 25（OH）D_3 1 mg（精确至 0.01 mg）于 2 个 100 mL 容量瓶中，用甲醇溶解并定容至刻度。此溶液中 $[^2H_3]$ - 25（OH）D_2 和

$[^2H_3]$ – 25（OH）D_3 的浓度为 10 μg/mL。溶液转移至试剂瓶中后，– 20 ℃下避光保存，备用。

（17）标准系列溶液：分别准确移取 25（OH）D_2（10 μg/mL）和 25（OH）D_3（10 μg/mL）5 μL、10 μL、25 μL、50μL、125 μL、250 μL 和 500 μL 于 7 个 10 mL 容量瓶中，用甲醇稀释并定容至刻度。此系列溶液的 25（OH）D_2 和 25（OH）D_3 的浓度为 5 ng/mL、10 ng/mL、25 ng/mL、50 ng/mL、125 ng/mL、250 ng/mL 和 500 ng/mL。

（18）混合同位素内标溶液（100 ng/mL）：分别准确吸取同位素内标 $[^2H_3]$ – 25（OH）D_2 储备溶液（10 μg/mL）和 $[^2H_3]$ – 25（OH）D_3 储备溶液（10 μg/mL）各 100 μL 于 10 mL 容量瓶中，用甲醇稀释并定容至刻度。此溶液的同位素内标 $[^2H_3]$ – 25（OH）D_2 和 $[^2H_3]$ – 25（OH）D_3 的浓度均为 100 ng/mL。溶液转移至试剂瓶中后，– 20℃下避光保存，备用。

（19）血液标本的采集与保存：空腹静脉血，取血方法依据《临床化学检验血液标准的收集于处理》（WS/T 225—2002）以及检测方法的要求采集空腹静脉血 1 mL，然后低速离心获取血清或血浆。标本于 2 ~ 8 ℃可稳定 7 d，– 20 ℃可稳定 12 个月。若标本不能及时检测，建议适量分装后于 – 70 ℃以下存放标本，仅一次冻融。

（三）仪器和设备

（1）分析天平，感量：0.0001 g。

（2）分析天平，感量：0.00001 g。

（3）液相色谱 – 串联质谱联用仪。

（4）氮吹仪或真空离心干燥仪。

（5）离心机：离心力≥12000 × g。

（6）旋涡混合器。

（7）移液枪或移液器。

（四）分析步骤

1. 样品制备

取血清（血浆）样品 200 μL 至 2 mL 离心管中，加入 20μL 混合同位素内标溶液，涡旋振荡 30 s。加入 400 μL 沉淀剂（甲醇 + 乙腈，1 + 1），室温下涡旋振荡混匀 30 s；加入 1.2 mL 正己烷，室温下涡旋振荡 5 min，然后在 4 ℃和离心力大于 12000 × g 下离心 5 min；吸取 1.0 mL 上清液至 1.5 mL 离心管中，室温下用氮气吹至干；用 100 μL 初始流动相复溶，涡旋振荡 30 s，4 ℃和离心力大于 12000 × g 下离心 5 min，上清液转移至进样瓶中待 LC – MS/MS 分析。

2. 标准工作溶液制备

取 7 个 2 mL 离心管，分别加入 180 μL 空白替代血清样品（1% BSA 牛血清白蛋白水溶液），以及 20 μL 标准系列溶液（B.2.1）和 20 μL 混合同位素内标溶液，此系列相当于 0.5 ~ 50 ng/mL 浓度范围。旋涡振荡 30 s。以下操作同上。

3. 液相色谱 – 串联质谱联用仪参数设置

（1）液相色谱分析参考条件。

1）色谱柱：C18 柱（柱长 100 mm，柱内径 2.1 mm，填料粒径 1.7 μm，或者具同等柱效的色谱柱）。

2）流动相：①A 相：含 0.1% 甲酸的水溶液；②B 相：含 0.1% 甲酸的甲醇溶液。

3）梯度洗脱：见表 16 - 1。①流速：0.30 mL/min；②柱温：40 ℃；③进样体积：10 μL。

表 16 - 1　梯度洗脱程序

时间/min	流动相 A/%	流动相 A/%
0	15	85
2.0	3	97
3.5	3	97
4.0	15	85
7.0	15	85

（2）质谱测定参考条件。

1）电离方式：电喷雾电离，正离子模式（ESI +）。

2）检测方式：多反应监测模式（MRM）。

3）气帘气：0.25 MPa。

4）喷雾电压：4000 V。

5）去溶剂气温度：450 ℃。

6）雾化气：0.35 MPa。

7）去溶剂气：0.35 MPa。

8）MRM 离子对参数见表 16 - 2。

表 16 - 2　母离子、定量离子、定性离子和碰撞能量

目标化合物	母离子/（m/z）	定量离子/（m/z）	去簇电压/eV	碰撞能量/eV
25（OH）D_2	413.2	355.2[a]	90	15
		337.1	90	15
$[^2H_3]$ - 25（OH）D_2	416.2	358.2[a]	95	36
		340.1	95	15
25（OH）D_3	401.2	257.2[a]	100	19
		365.3	100	22
$[^2H_3]$ - 25（OH）D_3	404.2	257.2[a]	100	19
		368.3	100	20
a：定量离子				

4. 定性测定

在同一色/质谱条件下进行标准溶液和样品溶液的测定，如果样品溶液中检出的色谱峰的保留时间与标准溶液中检出的色谱峰的保留时间一致，所选择的离子对的质荷比也一致，而且样品溶液中定性离子对的相对丰度与浓度相当的标准溶液中的定性离子对的相对丰度比较，相对偏差也不超过表 16-3 规定的范围，就可判定样品溶液中存在该物质。

表 16-3　定性离子对相对丰度的最大允许偏差

相对离子丰度	>50%	>20%～50%	>10%～20%	≤10%
允许相对偏差	±20%	±25%	±30%	±50%

5. 工作曲线的制作

在液相色谱和串联质谱分析条件下，将标准工作溶液由低浓度到高浓度进行进样分析，以 25（OH）D_2 和 25（OH）D_3 色谱峰与其对应的同位素内标色谱峰的峰面积比值 - 浓度进行线性回归，得到标准工作溶液的直线拟合方程，其线性相关系数应大于 0.99。

6. 样品测定

在液相色谱和串联质谱分析参考条件下，将待测样品溶液进样分析，按内标法计算待测试样溶液中目标物的质量浓度。待测试样溶液中的目标物的质量浓度应在标准工作曲线的线性范围内，超过线性范围则应适当稀释样品后再重复处理测定。

7. 空白试验

以 1%BSA 牛血清白蛋白水溶液代替血清（血浆）样品，按上述步骤做空白试验。

8. 质量控制

（1）内部质控。

实验室应制定测试结果质量控制程序，明确内部质量控制的内容、方式和要求。随同样品检测需测定质量控制样品，绘制质量控制图，观察测试工作的稳定性、系统偏差及趋势，及时发现异常现象并采取相应的改进措施。

（2）外部质控。

实验室应参加国内外实验室认可机构组织的能力验证活动，参加国际间、国内同行间的实验室比对试验。根据外部评审、能力验证、考核、比对等结果评估检验结果的质量并采取相应的改进措施。

（五）分析结果的计算

血清（血浆）样品中 25（OH）D_2 和 25（OH）D_3 的质量浓度按下式计算：

$$C_{\text{targetc}} = c$$

式中：

C_{targetc}：血清（血浆）样品中目标物的浓度，单位为纳克每毫升（ng/mL）；

c：工作曲线中查出的样品浓度，单位为纳克每毫升（ng/mL）；

注：结果用平行测定的算术平均值表示，保留小数点后 1 位，血浆（血清）中 25（OH）D 总含量为 25（OH）D_2 和 25（OH）D_3 含量相加。

二、化学发光免疫法

（一）实验原理

依据化学检测体系中 25（OH）D 浓度与体系的化学发光强度在一定条件下呈线性定量关系的原理，利用仪器对体系化学发光强度的检测，进而确定 25（OH）D 含量的分析方法。

（二）仪器和材料

（1）化学发光免疫分析仪。

（2）总 25（OH）D 检测试剂盒（化学发光免疫法）。

（3）25（OH）D 定标液、质控品。

（4）仪器基础试剂和耗材。

（三）分析步骤

（1）按化学发光免疫分析仪器操作说明和试剂盒使用说明，准备仪器、试剂、标准品和质控品等。

（2）进行化学发光免疫分析仪系统测试以及 25（OH）D 总量检测试剂盒定标。

（3）血清（血浆）标本应达到室温，混合均匀后进行测定，确保样品杯中无气泡。为了防止液体挥发影响结果，所有样品、标准品、质控品上机后都应在 2 h 内测定。

（4）严格按仪器操作说明要求进行标准品、质控品及样品的测定，并读取、保存、计算检测结果。

三、酶联免疫法

（一）实验原理

样本中 25（OH）D 与其抗体结合，通过洗液除去非结合物，再加入酶标记的抗原或抗体，此时，能固定下来的酶量与样品中 25（OH）D 的量相关。通过加入与酶反应的底物显色后，于特定波长下检测吸光度，根据颜色的深浅可以分析样品中 25（OH）D 总量。

（二）仪器和材料

（1）恒温培养箱、酶标仪、洗板机。

（2）总 25 – 羟基维生素 D 检测试剂盒（酶联免疫法）。

（3）总 25（OH）D 标准品、质控品。

（三）分析步骤

（1）按血清（血浆）25（OH）D 酶联免疫试剂盒使用说明准备仪器、标准品、质控品、试剂等。

（2）血清（血浆）标本应达到室温，混合均匀后进行测定，确保样品杯中无气泡。为了防止液体挥发影响结果，所有样品、标准品、质控品上机后都应在 2 h 内测定。

（3）严格按仪器和试剂盒操作说明要求进行标准品、质控品及样品的测定，并读取、保存、计算检测结果。

（四）质量控制

1. 内部质控

实验室应制定测试结果质量控制程序，明确内部质量控制的内容、方式和要求。随同样品检测需测定质量控制样品，绘制质量控制图，观察测试工作的稳定性、系统偏差及趋势，及时发现异常现象并采取相应的改进措施。

2. 外部质控

实验室应参加国内外实验室认可机构组织的能力验证活动，参加国际间、国内同行间的实验室比对试验。根据外部评审、能力验证、考核、比对等结果评估检验结果的质量并采取相应的改进措施。

（朱惠莲）

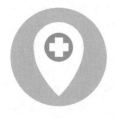

实验十七 | 人体血浆锌含量的测定

锌的生理功能多种多样：它是体内多种金属酶的组成成分或激活剂，能够促进生长发育，增强免疫功能，维持物质代谢，并与生殖功能、味觉、皮肤和视力有重要关系。贝壳类海产品（牡蛎、扇贝）、红色肉类及动物内脏均为锌的良好来源，蛋类、豆类、谷类胚芽等也均富含锌。

迄今，大多通过测试头发、血清（血浆）或尿液中的锌含量来推知人体锌代谢水平是否正常。发锌可作为慢性锌缺乏的参考指标，虽毛发取材容易，但测试设备原子分光光度仪比较昂贵，不易推广，而且毛发易受环境污染，会影响测试结果，因而并非判断锌营养状况的可靠指标，且发锌的含量难以反映近期锌的动态。但因该方法简便容易被接受，故可作为群体锌营养状况以及环境污染的检测指标，不能作为判断个体锌营养状况的可靠依据。尿锌能反映锌的代谢水平，但受尿量及近期膳食摄入锌的影响，有极大的个体差异。

血清（浆）锌是目前临床上比较常用的指标。血锌检测法比较简单，严重缺锌时血浆锌含量低，正常值随年龄而变化。目前，血锌能较为确切反应人体内锌的营养状况。

一、实验目的

掌握火焰原子吸收分光光度法测定血浆锌含量的基本原理与操作方法，用以评价人体的健康状况。

二、实验原理

原子吸收光谱法是基于气态原子外层电子对共振线的吸收。气态的基态原子数与物质的含量成正比，故可用于定量分析。利用火焰的热能使样品转化为气态基态原子的方法称为火焰原子吸收光谱法。

原子吸收分光光度计工作时，由待测元素的空心阴极灯发射出一定强度和一定波长的特征谱线的光，当它通过含待测元素基态原子蒸气的火焰时，其中部分特征谱线的光被吸收，而未被吸收的光经单色器照射到光电检测器上被检测，根据特征谱线被吸收的程度，可测定试样中待测元素含量。

本实验中，血浆经 0.16 mol/L 的硝酸稀释后，经火焰原子化，在213.9 nm 处测定吸光度。在一定浓度范围内锌的吸光度值与锌含量成正比，与标准系列比较定量。

三、试剂和仪器

注：所有玻璃器皿均需硝酸浸泡过夜，用自来水反复冲洗，最后用纯净水冲洗干净。

（一）试剂

（1）硝酸（HNO_3）。

（2）超纯水。

（3）10% 甘油。

（4）锌标准储备液（1000 mg/L）。

（二）仪器

原子吸收光谱仪：配火焰原子化器、附锌空心阴极灯。

（三）试剂配制

（1）0.16 mol/L 硝酸溶液：取 10 mL 硝酸，缓慢加入 990 mL 超纯水中，混匀待用。

（2）混合溶液：0.16 mol/L 硝酸与 10% 甘油等比例混合，混匀待用。

（3）锌标准工作液（100 mg/L）：准确吸取锌标准储备液（1000 mg/L）10.0 mL 于 100 mL 容量瓶中，加混合溶液至刻度，混匀。

四、实验步骤

（一）样品的采集与保存

采集血液样本，置于含有适量抗凝剂的采集管内，反复颠倒采血管，使抗凝剂与血液充分混匀；以 2000～3000 r/min 离心 10 min（血样采集后室温放置 1 h 之内进行离心），上清液即为血浆，保存于 −80 ℃ 冰箱中。

注：在采样和试样制备过程中，应避免试样污染。

（二）样品待测液的制备

取 1 mL 血浆于具塞塑料管中，加入 4 mL 0.16 mol/L 硝酸，充分混匀待用。

（三）测定

1. 标准曲线的配制

分别准确吸取锌标准工作液 0 mL、0.05 mL、0.1 mL、0.2 mL 和 0.4 mL 于 50 mL 容量瓶中，加 0.16 mol/L 硝酸溶液至刻度，混匀。此锌标准系列溶液的质量浓度分别为 0 mg/L、0.1 mg/L、0.2 mg/L、0.4 mg/L 和 0.8 mg/L。

注：可根据仪器的灵敏度及样品中锌的实际含量确定标准系列溶液中锌元素的质量浓度。

2. 标准曲线的绘制

根据各自仪器性能调至最佳状态。仪器工作条件见表 17−1。将仪器调整好并预热后，用毛细管吸喷超纯水调零。然后将锌标准系列溶液按质量浓度由低到高的顺序分别导入火焰原子化器，原子化后测其吸光度值，以质量浓度为横坐标、吸光度值为纵坐标，制作标准曲线。

表 17−1 仪器工作条件

元素	测定波长	狭缝宽度	灯电流	空气（助燃气）流量	乙炔（燃气）流量
Zn	213.9 nm	1 nm	10 mA	13.5 L/min	2 L/min

3. 样品测定

在与测定标准溶液相同的实验条件下，将空白溶液和样品溶液分别导入火焰原子化器，原子化后测其吸光度值，与标准系列比较定量。

五、结果计算

以各浓度标准溶液与对应吸光度绘制标准曲线，测定用样品及空白液由标准曲线查出浓度值（C 及 C_0），再按下式计算：

$$X = \frac{(C - C_0) \times V \times f}{V_0}$$

式中：

X：样品中锌的含量，单位为微克每毫升（μg/mL）；

C：测定用样品中锌的含量（由标准曲线查出），单位为微克每毫升（μg/mL）；

C_0：试剂空白液中锌的含量（由标准曲线查出），单位为微克每毫升（μg/mL）；

V：样品定容体积，单位为毫升（mL）；

f：稀释倍数；

V_0：样品体积，单位为毫升（mL）。

以重复条件下获得的 2 次测定结果的算术平均值表示，结果保留 3 位有效数字。

六、注意事项

（1）除非另有注明，试剂纯度要求优级纯。

（2）所用玻璃仪器均需以硝酸溶液浸泡 24 h 以上，用水反复冲洗，最后用去离子水冲洗干净。

（3）样品制备过程中应特别注意防止各种污染。

（4）易燃气体注意安全。

（5）精密度在重复条件下获得的 2 次独立测定结果的绝对差值不得超过算术平均值的 20%。

（6）正常参考值：0.75 ～ 1.50 μg/mL。

七、思考题

（1）结合实验结果分析血浆锌是否可以作为机体锌的营养状况的良好指标？为什么？

（2）对机体锌的营养学评价应该包括哪些方面？

（柳　雁）

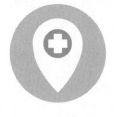

实验十八 | 血清（血浆）视黄醇的测定

一、实验原理

血清（血浆）中加入内标视黄醇醋酸酯，经正己烷萃取处理，使用高效液相色谱 C18 反向柱进行分离后，经紫外检测器进行定量检测。

二、试剂和材料

除非另有规定，本方法所用均为色谱纯试剂和蒸馏水或相当纯度的水（H_2O）。所需试剂包括：无水乙醇（C_2H_6O）、甲醇（CH_4O）、正己烷（C_6H_{14}）、硝酸（HNO_3）、视黄醇标准品（$C_{20}H_{30}O$）、视黄醇醋酸酯标准品（$C_{22}H_{32}O_2$）、高纯氮气（N_2）。

三、仪器

高效液相色谱仪带紫外分光检测器、氮吹仪、离心机（转速 $>5\ 000$ r/min）、天平（感量为 0.1 mg）、紫外分光光度计。

四、样本采集和保存

参照 WS/T 225 进行静脉血采集、血清（血浆）分离和血样的保存。

注：血样的采集和前期处理均须在避光或红光环境下进行，以免血样中视黄醇的含量发生变化。

五、分析步骤

（一）视黄醇标准品储备液的配制

（1）取一定量的视黄醇标准品，放入 10 mL 容量瓶中，用少量无水乙醇充分溶解后定容至 10 mL，制成视黄醇标准品储备液。

（2）吸取 100 μL 视黄醇标准品储备液，置于 10 mL 容量瓶中，加入无水乙醇定容到 10 mL（重复两次）。

（3）采用紫外分光光度计于 325 nm 波长处，检测视黄醇标准品储备液的含量，空白试剂为无水乙醇。用比吸光系数计算出标准储备液中视黄醇的浓度。

（4）储备液中视黄醇含量按如下公式计算：

$$C_1 = \frac{A}{E} \times \frac{1}{100} \times \frac{10.00 \times 10^3}{V}$$

式中：

C_1：视黄醇标准品储备液浓度，单位为毫克每毫升（mg/mL）；

A：视黄醇的平均紫外吸光值；

E：视黄醇的 1% 比吸光系数（视黄醇为 1835）；

V：加入标准品储备液的量，单位为微升（μL）；

10.00：标准品储备液最终稀释体积，单位为毫升（mL）。

以重复性条件下获得的 2 次独立测定结果的算术平均值表示，结果保留 3 位有效数字。

注1：视黄醇标准品储备液须 −20 ℃以下避光储存，临用前需用紫外分光光度法标定其准确浓度。

注2：配制所用的所有容器均经硝酸浸泡 24 h，并完全洗净晾干。

（二）视黄醇醋酸酯内标溶液的配制

（1）采用感量为 0.1 mg 天平，准确称量视黄醇醋酸酯标准品 82.0 mg，倒入 10 mL 容量瓶中，无水乙醇充分溶解后定容至 10 mL，配制成视黄醇醋酸酯内标浓溶液。

（2）使用高效液相色谱仪，在 325 nm 处检测视黄醇醋酸酯内标浓溶液的峰面积后，用无水乙醇稀释至浓度约为 6 μg/mL 的视黄醇醋酸酯内标工作溶液。

（三）标准曲线的绘制

1. 视黄醇标准曲线的配制

分别吸取标定的视黄醇标准储备液置于 10 mL 棕色容量瓶中，再加入等体积视黄醇醋酸酯内标工作液置于棕色容量瓶中，用无水乙醇稀释至刻度，使视黄醇标准液的浓度分别为 1.00 μg/mL、0.50 μg/mL、0.30 μg/mL、0.20 μg/mL、0.10 μg/mL 和 0.05 μg/mL。待测，上机。

注：所有标准品均保存于 −20 ℃低温冰箱中。

2. 高效液相色谱参考条件

高效液相色谱参考条件应符合如下要求：

（1）预柱：4.0 mm ×4.5 cm，10 μm。

（2）分析柱：C18 柱，4.6 mm ×25.0 cm，5 μm。

（3）流动相：甲醇：水 =98：2。流动相使用前充分混匀，并在临用前脱气。

（4）流速：1 mL/min。

（5）检测波长：325 nm。

（6）柱温：(28 ±1)℃。

（7）进样量：20 μL。

3. 视黄醇标准曲线的绘制

分别取视黄醇标准系列溶液由低至高进行测定，每次测定均加入与标准品中内标浓度相同的视黄醇醋酸酯内标进行测定。以视黄醇标准系列溶液浓度为横坐标，以视黄醇峰面积与视黄醇醋酸酯内标的峰面积之比为纵坐标绘制标准曲线，进行线性回归（$r^2 \geqslant$ 0.999）。内标测定 2 个平行样。

（四）血样中视黄醇的测定

（1）冻存血清（血浆）血样需要在室温、避光条件下进行自然解冻，并振荡混匀。新鲜血清（血浆）血样可直接进行下一步操作。

（2）吸取血清（血浆）和内标各 100 μL 至 1.5 mL 离心管中，振荡混匀 30 s，加 1 mL 正己烷萃取，振荡 1 min。

（3）以 5000 r/min 离心 5 min，取出后吸取上清液 800 μL 至另一 1.5 mL 离心管中。

（4）氮气吹干后加入 200 μL 乙醇溶解，振荡混匀 30 s，以 5000 r/min 离心 5 min。

（5）吸取 150 μL 样本溶液，使用高效液相色谱仪进行检测。根据色谱图中样品视黄醇的峰面积与视黄醇醋酸酯内标峰面积的比值，在标准曲线上求出样品中视黄醇的含量。

六、人群维生素 A 边缘型缺乏和缺乏判定标准

以单位体积血清（血浆）视黄醇含量作为维生素 A 缺乏筛查指标，当实测的血清（血浆）视黄醇含量小于相应参考值时，即判定为相应维生素 A 边缘型缺乏或者缺乏，判定指标及判定界值见表 18 - 1。

表 18 - 1　人群维生素 A 边缘型缺乏和缺乏的判定指标及判定界值

维生素 A 状况	血清（血浆）视黄醇含量	
	边缘型缺乏/（μmol/L）或（μg/mL）	缺乏/（μmol/L）或（μg/mL）
儿童（6 岁及以下）	≥0.35～<0.70，≥0.10～<0.20	<0.35，<0.10
6 岁以上儿童及成人	≥0.70～<1.05，≥0.20～<0.30	<0.70，<0.20
注：转换系数 1 mol 视黄醇 = 286.45 g 视黄醇		

七、人群维生素 A 缺乏公共卫生问题等级判定标准

在 1 岁及以上被评估人群中，计算血清（血浆）视黄醇含量小于 0.70 μmol/L 人数比例，根据维生素 A 缺乏公共卫生问题判定标准对该人群的维生素 A 缺乏的公共卫生问题严重程度进行判定。判定问题等级及判定值见表 18 - 2。

表 18 - 2　维生素 A 缺乏公共卫生问题判定标准

公共卫生问题等级	流行率
轻度	≥2%～≤10%
中度	>10%～<20%
重度	≥20%
注 1：适用于年龄≥1 岁人群	
注 2：维生素 A 缺乏判定标准 <0.70 μmol/L	

八、该测定方法出处

中华人民共和国卫生行业标准《人群维生素 A 缺乏筛查方法》（WS/T 553—2017）。

（李　丹）

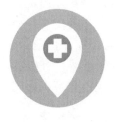

实验十九 血中花色苷及其代谢物
原儿茶酸含量的测定

近年肥胖、高血压、糖尿病和动脉粥样硬化等与营养膳食相关的慢性代谢性疾病的发生率在我国急剧上升。流行病学研究结果提示，增加植物性食品的摄入量可以显著降低这些慢性代谢性疾病的发病风险。该效应一方面取决于植物性食物中营养素的合理组成，包括蛋白质、脂类（单不饱和脂肪酸和多不饱和脂肪酸）、碳水化合物（膳食纤维）、维生素（特别是抗氧化维生素 C 和 E）和矿物质。另一方面，植物性食品中存在的大量黄酮类化合物、酚酸、有机硫化物、萜类化合物和类胡萝卜素等非营养性生物活性物质（non-nutritional bioactive compounds）或称植物化学物质（phytochemicals）也发挥了重要作用。

花色苷是一类含有 2 - 苯基苯并吡喃阳离子结构的黄酮类化合物，也是植物体内最为重要的水溶性色素，分布极为广泛。到目前为止，已在除了藻类植物之外其他各门高等植物体内都发现有花色苷的合成，涉及 27 个科、73 个属的数万种植物，其中在深色花朵、浆果（如葡萄、越橘、蓝莓、接骨木果和黑醋栗）、薯类（如紫马铃薯和紫番薯）和谷物（如高粱、紫玉米和黑米）中含量尤为丰富。人们每天通过膳食摄取到的花色苷可以达到数十毫克，远高于其他类型的黄酮类植物化学物。

除了赋予植物性食品鲜艳的色彩、提高人们的食欲，花色苷还具有多种生理保健和疾病预防功效，引起了医学界的广泛关注。其中，最先引起研究者注意的是花色苷的抗氧化作用和自由基清除能力。围绕着花色苷的抗氧化作用，人们利用化学法、生物化学法、细胞和动物模型以及人群干预试验开展了大量的研究，充分证明花色苷是一种很好的抗氧化剂。随后，研究者又陆续报道了花色苷具有抗炎、抗肿瘤、调节血脂和改善胰岛素抵抗等生物活性，可以显著降低糖尿病和心血管疾病的发病风险，使其成为一种潜在的医药资源。另外，花色苷作为一种天然色素，安全、无毒、资源丰富、色素色彩鲜艳、色质好，在食品添加剂领域也显示出了良好的发展前景。因此，无论从花色苷的重要生态协调功能来看，还是考虑它与人类膳食健康的密切关系，花色苷均是一类非常值得人们关注、研究和开发利用的天然产物。

一、实验目的

学习（小鼠）血浆花色苷提取的方法；掌握高效液相色谱 - 三重四级杆串联质谱法（HPLC - MS/MS）的操作技术。

二、实验原理

高效液相色谱 - 质谱联用技术是一种新型的分析方法，不仅可以对不同化合物进行分离，还可以同时对每个谱峰的质谱信息进行分析，通过和标准品对比或查询相关数据库，实现对样品成分的快速定性和定量。本实验拟采用高效液相色谱 - 三重四级杆串联质谱法联用技术，对已灌胃花色苷单体矢车菊素 - 3 - 葡萄糖苷小鼠的血浆矢车菊素 - 3 - 葡萄糖苷及其代谢物原儿茶酸的含量进行分析测定。

三、试剂与仪器

（一）试剂

（1）矢车菊素 - 3 - 葡萄糖苷（≥98％％，Polyphenol AS 公司）。

（2）原儿茶酸（≥98％％，Sigma 公司）。

（3）乙腈（HPLC 级，Fisher 公司）。

（4）甲酸（HPLC 级，Fisher 公司）。

（5）Oasis HLB 过滤柱（1 mL，Waters 公司）。

（6）待测血浆样品（6～8 周小鼠被灌胃 25 毫克/公斤体重的矢车菊素 –3 – 葡萄糖苷，1h 后使用肝素化抗凝采血管采集血液样品，低速离心获取血浆）。

（二）仪器

（1）Agilent 1200 高效液相色谱仪。

（2）Agilent 6410 三重四级杆质谱仪。

（3）Agilent Zorbax SB – C18 色谱柱。

四、实验步骤

（一）标准品配置

称取矢车菊素 –3 – 葡萄糖苷和原儿茶酸各 10.0mg，配置成 0.2 mg/mL、0.1 mg/mL、0.05 mg/mL、0.025 mg/mL、0.0125 mg/mL 及 0.00625 mg/mL 的标准品溶液。

（二）样品前处理

取血浆 100 μL，用 10％甲酸定容至 1.0 mL，用固相萃取柱按以下步骤处理：①HLB 小柱预先用 1.0 mL 丙酮：甲酸（体积比 9：1，下同）和 1.0 mL 水：甲酸（9：1）清洗。②取 0.5 mL 样品上清装入过滤柱中，流速为 1.0 mL/min。③过滤柱中加入 0.5 mL 丙酮：甲酸（9：1）洗脱，流速为 1.0 mL/min。④洗脱液吹氮气使溶剂完全挥发。⑤剩余沉淀重新用 20 μL 的水：甲酸（9：1）复溶。

（三）上机测定

采用 HPLC 法测定，流动相 A 为乙腈，B 为体积分数为 10％的甲酸，检测波长 λ = 260nm（原儿茶酸的检测采用 260nm）或 520 nm（矢车菊素 –3 – 葡萄糖苷的检测采用 520nm）。选用 Agilent Zorbax SB – C18 色谱柱（250 mm × 4.6 mm，5 μm）分析，柱温 30℃，流速 1.0 mL/min，进样体积 5 μL，每个样品分析 30 min。流动相梯度洗脱条件为：0～15 min，5％～15％ A；15～21 min，15％～28％ A；21～22 min，28％～40％ A；22～24 min，40％～60％ A；24～27 min，60％～5％ A；27～30 min，5％ A。根据标准曲线回归方程计算样品中矢车菊素 –3 – 葡萄糖苷和原儿茶酸的含量。质谱部分采用电喷雾离子源，以多重反应监测（MRM）扫描方式检测，雾化器压力 50 psi，干燥气温度 350 ℃，流速 8.0 L/min，毛细管电压 5000 V，四级杆温度 100 ℃。矢车菊素 –3 – 葡萄糖苷和原儿茶酸谱峰的质谱分析结果如图 19 – 1 所示。

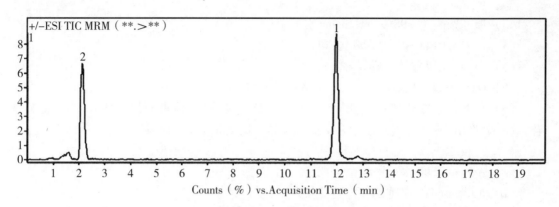

图 19-1　车菊素-3-葡萄糖苷和原儿茶酸经 HPLC 分离后的 MS 分析图

（1. 矢车菊素-3-葡萄糖苷；2. 原儿茶酸）

五、结果计算

每种标准品浓度重复进样 3 次，将峰面积 Y 与溶液浓度 X 进行直线回归分析，得出标准曲线的方程。根据回归方程计算小鼠血浆样品中矢车菊素-3-葡萄糖苷和原儿茶酸的含量。

六、精密度

在重复条件下获得 2 次独立测定结果的绝对差值不得超过算术平均值的 10% 。

七、注意事项及说明

（1）为了避免降解，花色苷和原儿茶酸均需避光配置。

（2）花色苷小鼠灌胃前需要现配现用。

（3）若样品浓度不在标准品浓度范围内，则调整血浆样品的量和（或）调整重悬样品所用的溶剂水：甲酸（9：1）的体积。

八、思考题

（1）影响花色苷稳定性的因素有哪些？

（2）为什么用甲酸酸化的水溶解花色苷和原儿茶酸？

（3）实验操作过程中，影响花色苷和原儿茶酸结果测定准确性的因素有哪些？

（王冬亮）

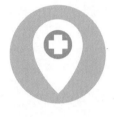

实验二十 ｜ 学龄儿童营养不良的评价

一、实验目的及意义

掌握学龄儿童营养不良的评价方法和意义；通过对儿童进行营养不良评价，了解其营养不良现状，为进一步制定其营养干预措施提供科学依据，对营养不良进行积极的预防和控制具有重要意义。

二、主要知识点

(1) 中国学龄儿童营养不良的流行现状及危害。

(2) 中国学龄儿童营养不良的危险因素。

(3) 学龄儿童营养不良的评价方法。

三、背景资料

营养不良作为学龄儿童中的常见病与多发病，一直为卫生工作者所重视。营养不良会阻碍生长发育，轻度导致体重低下、生长停滞，重度则会引起全身各系统的功能紊乱。随着社会经济的发展，国家卫生与计划生育委员会根据最新的研究结果更新了学龄儿童营养不良的筛查标准，对学龄儿童进行营养不良的评价，分析学生营养不良分布规律及相关因素，为制定相应的学生营养不良防控措施提供依据。

四、研究内容

(1) 学龄儿童营养不良危险因素调查。

(2) 学龄儿童营养不良人群筛查。

(3) 学龄儿童营养不良评价。

五、研究方案

（一）研究对象

采取整群抽样方法抽取某市 8 所小学的所有学生作为研究对象。

（二）问卷调查

一般人口学特征（父母及学生的社会经济学情况、家庭营养不良史），学生饮食偏好与饮食习惯，学生身体活动情况，学生营养不良相关知识、态度与行为，学生疾病史，等等。

（三）膳食调查

1. 膳食调查方法及选择

膳食调查是了解某群体或个体在一定时间内由膳食所摄取的能量和各种营养素的数量和质量，以此来评定该调查对象的正常营养需要能否得到满足，以及满足程度的一种方法。膳食调查通过对每人每天各种食物摄入量的调查，计算出其能量和各种营养素的摄入量、各种营养素之间的相互比例关系，分析能量和营养素的食物来源等，并根据合理营养的要求，进行分析、评价的方法。

膳食调查是营养调查的基础，通常包括询问法、称重法、记账法、化学分析法和食物频率法。这些方法可单独进行，也可联合进行。不同的膳食调查方法有各自的特点，可根据具体情况进行选择。通常情况下，采用 24 h 膳食回顾法，再结合称重法和（或）食物频率法，可以提高膳食调查的准确性。膳食调查要求在每年四季或二季（冬春、夏秋）分别进行调查，每次 3 ~5 d 以上，包括 1 个休息日。记录的被调查者每天摄入的所有食物，依据食物成分表，可计算出其中所提供的能量和营养素的含量，然后进行分析和评价。

24 h 膳食回顾法使用较为广泛，可以借助食物模具和测准工具连续3 d 对被调查者进行食物摄入情况调查（包括在外就餐），又称询问法。此法简便易行，但所得资料较粗略，存在回忆偏倚，估量结果与实际摄入量之间的差别受被调查者的认知水平、记忆力、估量能力等因素影响，可结合其他方法进行。

采用 24 h 膳食回顾法，结合膳食史询问法。将询问学生及其家长所得到的食物量按统一方法折合成克单位，查阅中国食物成分表，得出各种食物提供的能量以及营养素。将所有数据相加，得出平均每日的膳食摄入总能量以及营养素摄入量，再与膳食营养素参考摄入量（DRIs）相比较。

2. 膳食调查结果评价

（1）膳食结构（食物种类和数量）：以平衡膳食宝塔为依据进行评价。

（2）能量和各种营养素摄入量：与 DRIs 进行比较评价满足的程度。

（3）能量的来源及三大产热营养素的供能比：能量的蛋白质、脂肪和碳水化合物来源及其所占供能比的评价。

（4）蛋白质的食物来源及优质蛋白占总蛋白的比例：蛋白质动物与植物性食物来源及优质蛋白占总蛋白的比例的评价。

（5）三餐能量分配比例：早餐、午餐、晚餐供能比的评价。

（6）重点营养素摄入量：钙、维生素 A、维生素 B_1、维生素 B_2、维生素 C 等摄入水平的评价。

（7）其他：营养不平衡的原因、食物来源、烹调等。

（三）生长发育评价方法及选择

1. 评价参数

中国评价儿童生长发育常用的参考值包括：中国九城市儿童体格发育调查参考值；2006 年 4 月世界卫生组织公布的新的《儿童生长标准》；美国国家卫生统计中心（NCHS）建议参考值。中国九市城、郊区儿童体格发育调查资料参考值，体格参数是以 9 个城市儿童体格调查数据确定的，城市选择分别为中国东、南、西、北部的城市，每组 150 ~200人，均衡性好，能代表中国儿童生长发育评价水平，可客观地反映当前中国儿童生长状况，同时也广泛应用于中国儿童体格发育的评价中。世界儿童基金会每年发布的世界儿童状况都是采用 NCHS 标准，但是 NCHS 参考标准与中国"全国九市标准"比较，用 NCHS标准判定的营养不良发生率要高于采用中国九城市参数判定的营养不良发生率。这是由于NCHS 标准是以美国营养良好的儿童作为参照人群，两个标准制定有背景人群的差异，中国儿童生长发育不适于用 NCHS 参考标准。中国评价儿童生长发育标准可分为国内标准和国际标准。国际标准宜用在较大规模的生长发育调查中。2006 年公布的 WHO 标准反映了儿童正常的生长水平，可以早期发现和处理营养不良、超重和肥胖，而且适用于发达国家和发展中国家，也适宜进行国家间的比较。但也须注意新旧标准的对比，谨慎评价调查结果。

2. 生长发育评价指标

Z 评分法：生长迟缓主要反映儿童慢性营养不良。参照 WHO 生长标准，年龄性身高组 Z 分组中位数 2 个标准差（HAZ）小于 2 可以认定为生长迟缓。消瘦是反映儿童近期、急性营养不良的指标。依据 WHO 生长标准，年龄小于 10 岁的，身高别体重（WHZ）小于 2 可判断。低体重反映儿童过去或现在营养不良。依据 WHO 生长标准，年龄别体重（WHZ）小于 −2 为低体重。儿童超重、肥胖：依据 WHO 生长标准，10 岁以下儿童身高别体重（WHZ）大于 2 为肥胖。Z 评分优点在于综合评价不易将遗传因素造成的矮小或者瘦高定为营养不良，同时标准化了年龄，在不同年龄组之间可相互比较，而且 3 种指标综合评价可反映儿童过去到现在的营养状况。

"身高别体重"：反映儿童的现时营养状况。同等身高条件下比较体重大小，可有效消除青春期前因性别、遗传、发育水平、种族差别等原因导致的身材发育差异的影响。WHO 推荐用于 0 ～ 3 岁的参考值可男女共用；但对 3 岁以上者应使用分性别标准。

"年龄别身高"：以时间年龄来比较身高大小的方法，通常青春期前儿童可采用"WHO 年龄别身高"标准。年龄别身高标准判断营养不良包括两种：消瘦，是一种现时性营养不良；身高生长迟滞，反映过去营养不良。对学龄儿童青少年筛查营养不良时，应先使用"年龄别身高"排除生长迟滞者，再用"身高别体重"筛查出消瘦者；两者合并，构成全部营养不良人群。不加年龄限制，身高、体重发育都不足的儿童容易被漏掉，从而影响筛查的准确性。

"年龄别体重"：以时间年龄限制来比较体重。但主要适用于新生儿和婴幼儿，因为此时的身长测量误差相对大，而体重测量误差小，可以较好地反映现时营养状况方面。3 岁后，儿童的年龄别体重受身高的影响越来越大，单凭年龄别体重，也不能准确反映那些主要表现为身高生长迟滞的长期性营养不良现象，需与其他两种评价指标结合起来综合评价儿童生长发育状况。

（四）实验室检测

1. 生化测定

（1）蛋白质营养状况的检验与评价。

常用指标有：血清蛋白质含量、血红蛋白、转铁蛋白、肌酐 − 身长指数等。

（2）维生素 A 营养状况检验。

常用指标有：血清维生素 A 含量、视觉暗适应功能测定、血浆中视黄醇结合蛋白的测定。

（3）维生素 D 及钙营养状况检验。

常用指标有：血清钙含量、血钙和磷乘积、血清碱性磷酸酶活性等。

（4）维生素 B_1、维生素 B_2、尼克酸及维生素 C 营养状况检验多采用尿负荷试验方法。

尿负荷实验具体方法：受试者清晨空腹口服维生素 B_1 5 mg、维生素 B_2 5 mg、烟酸 50 mg、维生素 C 500 mg（14 岁以下儿童减半）。收集 4 h 后的尿，测定尿中 4 种维生素排出量，如膳食中的这些维生素含量丰富，尿中维生素的排出量就高；反之就低。

（5）矿物质测定。

矿物质检测典型的临床分析样品分为两类：一类生物硬软组织，如毛发、骨骼、指甲及其他软组织；如通过观测骨密度来测定机体钙水平。一类流体组织样品，包括唾液、全血、血浆、血清和尿液，其中血液、尿液是临床矿物质分析的主要标本。采用原子吸收光谱仪可一次进样测定铜、锌、钙、镁、铁五种元素，而且无须配置标准液，一次进样即可做铜、锌、镁、铁、钙五条标准曲线。

（五）质量控制

调查问卷需经专家论证，并进行预调查；在开展现场调查前，对调查员进行培训，对学校、保健医生、教师进行充分组织动员；在干预过程中，设立现场协调工作小组。

六、预期结果

（1）获得小学生营养不良率。

（2）获得家庭社会经济学、儿童出生资料对学龄儿童营养不良的影响。

（3）获得各类食物、膳食模式以及饮食习惯对学龄儿童营养不良的影响。

（4）评价结果为制定相应的学生营养不良防控措施提供科学依据。

（冯　丹）

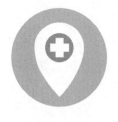

实验二十一 | 肥胖人群食谱编制

一、概述

肥胖是一种由多因素引起的慢性代谢性疾病，表现为机体的代谢紊乱，继而增加许多慢性疾病的发病和死亡风险，加重全球疾病负担。目前，肥胖在全球范围内快速增长、蔓延，而膳食因素在肥胖发生发展过程中发挥了重要作用。合理的膳食结构有助于预防和控制肥胖和相关慢性病的发生和发展。因此，针对肥胖人群进行营养配餐与设计，对于减少肥胖发生率及保持身体健康具有重要意义。

二、食谱编制原则

食谱编制需要根据膳食指南因人而异、因地制宜地考虑食物种类和数量的合理搭配，使肥胖者的饮食更加合理化，能够满足日常生活和工作的需要，同时有利于控制肥胖及减少与肥胖相关慢性病的发生和发展。

（一）控制总能量的摄入

肥胖者的能量供给尽可能根据肥胖程度来综合考虑每天供给的最低能量。轻度肥胖者一般在正常供给能量的基础上每天减少 125 ～ 150 kcal；中度肥胖者每天减少 150 ～ 500 kcal 的能量供给比较适宜；而重度肥胖者每天以减少 500 ～ 1000 kcal 的能量供给为宜；对于少数极度肥胖者可给予每天低于 800 kcal 的极低能量饮食进行短时间治疗，但需要进行密切的医学监测。对于儿童出现的轻度肥胖，考虑到生长发育的需要，可不按照严格的膳食调整方案进行治疗，也不要求绝对限制能量摄入，但对于中、重度肥胖儿童，其摄入量应该予以适当限制。

（二）调整营养素的摄入

（1）调整宏量营养素的构成比和来源：减肥膳食宜采用限能量的平衡膳食。在总能量限制的前提下，蛋白质供能比占 20% ～ 25% 或 1.5 g/（kg·d）、脂肪供能比占 20% ～ 30% 或小于 2.0 g/（kg·d）、碳水化合物供能比占 45% ～ 50% 的膳食。蛋白质的摄入建议多摄入优质蛋白，脂肪可选用含单不饱和脂肪酸或多不饱和脂肪酸丰富的油脂和食物，碳水化合物应选择谷类食物，多选择杂粮。

（2）保证维生素、矿物质的供应。

（3）增加膳食纤维的摄入。

（4）合理补充某些植物化学物。

（三）调整膳食模式

将动物性蛋白和脂肪含量较多的食物尽量安排在早餐和午餐吃，晚上以清淡为主，有利于消化。膳食的烹调方法宜采用蒸、煮、烧、氽等，忌用油煎和炸的方法。

三、食谱编制方法

根据肥胖者的肥胖程度、劳动强度、饮食习惯、每天所需的总能量和各种营养素的数量，参照食物成分表、经济条件、市场供应情况等制定食谱。食谱编制方法主要包括计算法和食物交换份法两种方法。

（一）计算法

1. 评估肥胖程度

（1）身高标准体重法。

身高标准体重（kg）＝身高（cm）－105

肥胖度（％）＝［实际体重（kg）－身高标准体重（kg）］÷身高标准体重（kg）×100％

肥胖度≥10％为超重，肥胖度介于20％～29％为轻度肥胖，肥胖度介于30％～49％为中度肥胖，肥胖度≥50％为重度肥胖。

（2）体质指数法。

体质指数（BMI）＝体重（kg）÷身高（m）²

中国成年人BMI判定标准：BMI＜18.5为消瘦，BMI介于18.5～23.9为正常，BMI介于24.0～27.9为超重，BMI≥28.0为肥胖。

2. 全日总能量需要量

根据体型和劳动强度确定单位体重能量供给量（见表21－1），全日能量供给量＝单位标准体重能量需要量×实际体重，然后根据肥胖程度计算实际全日总能量需要量。

表21－1　成年人每日单位标准体重能量供给量　　　　单位：kJ（kcal）/kg

体型	体力活动量			
	极轻体力活动	轻体力活动	中体力活动	重体力活动
消瘦	125.5 (30)	146.4 (35)	167.4 (40)	167.4～188.3 (40～45)
正常	83.7～104.6 (20～25)	125.5 (30)	146.4 (35)	167.4 (40)
肥胖	62.8～83.7 (15～20)	83.7～104.6 (20～25)	125.5 (30)	146.4 (35)

3. 全日蛋白质、脂肪、碳水化合物需要量

全日蛋白质供给量（g）＝全日能量需要量×25％÷蛋白质能量系数（16.7 kJ/g）

全日脂肪供给量（g）＝全日能量需要量×25％÷脂肪能量系数（37.7 kJ/g）

全日碳水化合物供给量（g）＝全日能量需要量×50％÷碳水化合物能量系数（16.7 kJ/g）

4. 每餐蛋白质、脂肪、碳水化合物需要量

三餐参照早餐27％、午餐49％、晚餐24％的比例调整，即用每日各产能营养素的需要量乘以相应的分配比例得到每餐各产能营养素的需要量。

5. 每餐主食数量和种类

主食的数量主要根据每餐碳水化合物总量确定，主食的品种主要根据用餐者的饮食习惯确定，北方习惯以面食为主，南方则以大米居多，在此基础上注意主食品种的多样性，适当选择粗杂粮的摄入。

6. 每餐副食蛋白质需要量

在确定主食的品种和数量的前提下，需要考虑蛋白质的食物来源。各类动物性食品和豆制品是优质蛋白的主要来源，因此副食食品种类和数量的确定应在已确定主食用量的基础上，依据副食提供的蛋白质量确定。

首先计算每餐主食中含有的蛋白质数量，然后用每餐需要摄入的蛋白质总量减去主食中蛋白质数量，即为每餐副食应提供的蛋白质数量。

7. 每餐副食的需要量和确定原料品种

根据副食应提供的蛋白质数量确定副食的原料品种和数量。查表并计算各类副食的蛋白质供给量，设计副食的品种和数量。建议多摄入优质蛋白。

8. 烹调油的用量

烹调油应以植物油为主，将需要的脂肪总量减去主副食食物中提供的脂肪量即为每日烹调油的需要量。

9. 粗配食谱

根据上述步骤确定的每餐主副食数量，选择食物形成一日食谱。

10. 食谱的评价与调整

根据以上步骤设计出食谱后，应参照食物成分表初步核算该食谱提供的能量和各种营养素的含量，与 DRIs 进行比较，两者相差在 ±10% 以内，可认为合乎要求，否则应增减或更换食品的种类或数量。制定食谱时，不必严格要求每份营养餐食谱的能量和各类营养素均与 DRIs 保持一致，一般情况下，保证每天的宏量营养素摄入量出入不大即可，其他营养素可以一周为单位进行计算和评价。

（二）食物交换份法

将常用食品分为 4 个组（谷薯组、蔬果组、肉蛋组、供能组）共 8 类（谷薯类、蔬菜类、水果类、大豆类、奶类、肉蛋类、坚果类、油脂类）（见表 21 - 2），每类食品交换份的食品所含的能量相似（一般定为 90 kcal，即 377 kJ），每个交换份的同类食品中蛋白质、脂肪、碳水化合物等营养素含量相似，将每类食物的内容列出表格供交换使用，最后，计算出各类食物的交换份数和实际重量，并按每份食物等值交换表选择食物。交换原则为同类食物之间可以互换，不同类别食物之间不能互换。

表 21 - 2　各类食物交换份的营养价值

组别	类别	每份重量 /g	能量 /kcal	能量 /kJ	蛋白质 /g	脂肪 /g	碳水化合物 /g	主要营养素
谷薯组	谷薯类	25	90	377	2	—	20	碳水化合物、膳食纤维
蔬果组	蔬菜类	500	90	377	5	—	17	无机盐、维生素、膳食纤维
	水果类	200	90	377	1	—	21	
肉蛋组	大豆类	25	90	377	9	4	4	蛋白质
	奶类	160	90	377	5	5	6	
	肉蛋类	50	90	377	9	6	—	

（续上表）

组别	类别	每份重量 /g	能量 /kcal	能量 /kJ	蛋白质 /g	脂肪 /g	碳水化合物 /g	主要营养素
供能组	坚果类	15	90	377	4	7	2	脂肪、碳水化合物
	油脂类	10	90	377	—	10	—	
	纯糖类	20	90	377	—	—	20	

注："—"表示未指定参考值。

（1）评估肥胖程度：同计算法。

（2）计算全日总能量需要量：同计算法。

（3）计算全天食品交换份数。

根据以下公式或查找表21-3确定全日食品总交换份数。

全日食品总交换份数 = 全日总能量需要量 ÷ 每个食物交换份能量（90 kcal或377 kJ）

表21-3　不同能量所需的各种食物交换份数

能量 /kcal	能量 /kJ	交换份	谷薯组	蔬果组	肉蛋组	供能组
1200	5021	13.5	8	2	1.5	2
1400	5858	16	10	2	2	2
1600	6694	18	12	2	2	2
1800	7531	20.5	14	2	2.5	2
2000	8368	22.5	15	2	2.5	3
2200	9205	25	17	2	3	3
2400	10042	27	19	2	3	3
2600	10878	29.5	20	2	4	3.5
2800	11715	32	22	2	4.5	3.5
3000	12552	34	24	2	4.5	3.5

（4）确定各组食物交换份数：根据总食物交换份数，查表21-3确定各类食物的比例分配，确定各组食物交换份数。

（5）确定每餐各组食物交换份数：在各组食物总交换份数的基础上，三餐参照早餐27%、午餐49%、晚餐24%的比例确定每餐各组食物的交换份数。

（6）全日蛋白质、脂肪、碳水化合物需要量。

全日蛋白质供给量（g）= 全日能量需要量×25% ÷蛋白质能量系数（16.7 kJ/g）

全日脂肪供给量（g）= 全日能量需要量×25% ÷脂肪能量系数（37.7 kJ/g）

全日碳水化合物供给量（g）= 全日能量需要量×50% ÷碳水化合物能量系数（16.7 kJ/g）

（7）粗配食谱：根据膳食习惯选择并交换食物，形成一日食谱，满足全日蛋白质、脂肪和碳水化合物的需要量。一般仅在同组食物中进行食物交换，不宜跨组交换。将动物性蛋白和脂肪含量较多的食物尽量安排在早餐和午餐吃，晚上以清淡为主，有利于消化。膳食的烹调方法宜采用蒸、煮、烧、汆等，忌用油煎和炸的方法。

（8）食谱的评价与调整：同计算法。

（朱惠莲）

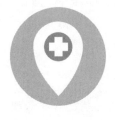

实验二十二 | 代谢综合征患者的营养干预方案设计

代谢综合征（metabolic syndrome，MS）是以中心性肥胖、胰岛素抵抗、高血压、高甘油三酯血症、高密度脂蛋白胆固醇降低、糖耐量下降或血糖升高（2 型糖尿病）为主要特征的一组症候群。随着社会经济的发展和生活方式改变，代谢综合征在近 30 年来发病率急剧攀升。中国非传染性疾病监测数据显示，近年来中国 18 岁以上成年人代谢综合征患病率高达 33.9%，代谢综合征已成为严重危害国民健康的重大公共卫生问题。

代谢综合征的病因不明，目前的病因学研究主要包括炎症细胞因子、腹型肥胖、脂毒性、胰岛素抵抗等，营养干预是防治代谢综合征的一项最重要的基本措施。膳食高能量、高脂肪和少体力活动与超重、肥胖、糖尿病和血脂异常的发生密切相关，高盐饮食与高血压的患病风险密切相关。科学合理的营养干预，是预防代谢性综合征发生发展的重要方法。

一、实验目的

掌握代谢综合征的诊断方法、营养防治原则，能够根据患者的实际情况制定营养干预方针，通过调整代谢综合征患者的膳食结构和食物摄入量，对其提出合理的生活方式建议，以达到预期防治目标。

二、代谢综合征营养防治总原则

由于代谢综合征是由多种代谢成分异常合并而成的综合症候群，因此首先要根据患者的病史、用药史和检测结果判断其是否患有高血压、高血脂、高血糖或肥胖，并根据实际情况制定相应的营养干预方案。总原则是因人而异，合理选择适合患者病情和生活习惯的营养干预方法，预防并发症的发生和控制病情进展。

三、仪器和设备

（1）杠杆秤：以千克（kg）为单位，精确到 0.1 kg。使用前应检查准确性和灵敏性，用标准砝码进行校正，使其准确度误差不超过 0.1%。

（2）机械式身高计：以厘米（cm）为单位，精确到 0.1 cm。使用前应校对零点，用钢尺测量基准板平面红色刻线的高度是否为 10.0 cm。同时应检查立柱是否垂直、连接处是否紧密、有无晃动、零件有无松脱等情况并加以校正。

（3）无伸缩性材料制成的卷尺，刻度为 0.1 cm。

（4）真空生化血液检测采血管（不含抗凝剂）。

（5）台式低速冷冻离心机。

（6）全自动血液生化分析仪。

（7）水银血压计：使用前检查血压计袖带的宽窄是否合适、水银是否充足、玻璃管有没有裂橡胶管和加压的气球有没有老化、漏气等。

四、实验步骤

（一）人体测量

1. 体重

将校正好的杠杆秤放在平坦的地面上，调整零点至刻度尺呈水平位。被测者脱去鞋、帽子和外衣，尽量穿短裤、背心，自然站立在体重计量盘中央，保持身体平稳，测量人员放置适当砝码并移动游码至刻度尺平衡。读数以 kg 为单位，精确到小数点后 1 位。

2. 身高

要求被测者脱去鞋、帽，女性解开发辫，背向立柱站立在身高计的底板上，上肢自然下垂，足跟并拢，足尖分开成 60°，足跟、骶骨及两肩胛区与立柱接触，躯干自然挺直；测试者站在被测者右侧，将水平板轻轻沿立柱下滑，轻压于被测者头顶。测试者读数时两眼应与压板平面等高，精确到小数点后 1 位（0.1 cm）。测量过程要严格遵守"三点靠立柱"和"两点呈水平"的原则，即脚跟、臀部和两肩胛间三点靠立柱，耳屏下缘与眼眶上缘呈水平位。

3. 腰围

被测者自然站立，平视前方；测试人员先取肋下缘最底部和髂前上脊最高点之前连线的中点处，将卷尺水平围绕腰一周，并在被测者呼气末而吸气未开始时进行读数记录。

（二）生化检验

1. 采血

采血前被测者需空腹 8～12 h，用一次性采血针连接真空采血管收集 5 mL 血液。

2. 离心

将离心机提前预冷至 4 ℃，打开离心机盖，将采血管配平放入离心机内，将转速设置为 3000 r/min，离心时间为 15min。

3. 生化指标检测

将全自动生化分析仪进行工作前检查后，接通电源，登记血清样品的信息后将样品、质控物、标准液放入于样品盘中，开始分析。分析结束后利用质控样品和标准曲线对结果进行确认，打印结果，清洗使用过的反应杯和探针，结束工作。

（三）代谢综合征的诊断

自 1998 年 WHO 首次提出以胰岛素抵抗或高血糖为中心的工作定义以来，国际上提出了多种代谢综合征的诊断标准。目前，中国常用的标准包括：2005 年国际糖尿病联盟（International Diabetes Federation，IDF）标准、2005 年美国国家胆固醇教育计划成人治疗方案第三次报告（Adult Treatmentpanel，ATPⅢ）标准以及 2009 年国际糖尿病联盟流行病预防工作组联合过渡声明（Joint interim statement，JIS）标准。此外，2013 年中华医学会糖尿病学分会（2013 Chinese Diabetes Society，CDS2013）标准在国内应用也较为广泛（见表 22 - 1）。

表 22 - 1　4 种代谢综合征的诊断标准

项目	NCEP - ATPⅢ标准（2001 年）	CDS 标准（2004 年）	IDF 标准（2005 年）	JIS 标准（2009 年）
肥胖				
BMI/（kg/m^2）	–	≥ 25.0	–	–
WC/cm		–		
中国男性	≥ 90	–	≥ 90	≥ 85
中国女性	≥ 80	–	≥ 80	≥ 80
血脂异常				
TG/（mmol/L）升高	≥ 1.7	≥ 1.7	≥ 1.7	≥ 1.7
HDL-C/（mmol/L）降低				
男性	< 1.03	< 0.9	< 1.03	< 1.0
女性	< 1.29	< 1.0	< 1.29	< 1.3
血压（mmHg）升高或已诊断为高血压并治疗者	SBP/DBP≥130/85	SBP/DBP≥140/90	SBP/DBP≥130/85	SBP/DBP≥130/85
血糖（mmol/L）升高或已诊断为糖尿病并治疗者	FBG≥ 6.1	FBG≥ 6.1 和（或）2hPBG≥ 7.8	FBG≥ 5.6	FBG≥ 5.6

注：BMI—体重指数；WC—腰围；TG—甘油三酯；HDL-C—高密度脂蛋白胆固醇；SBP—收缩压；DBP—舒张压；FBG—空腹血糖；2hPBG—餐后 2 h 血糖。

（四）营养干预方针的制定

男性，48 岁，脑力工作者，身高 170 cm，体重 80 kg。主诉：血糖升高 5 年，双下肢水肿反复发作 1 年。经检测发现，患者血压 140/90 mmHg，空腹血糖 7.8 mmol/L，腰围 98 cm，甘油三酯（TG）1.98 mmol/L，高密度脂蛋白胆固醇（HDL-C）1.12 mmol/L，根据 NCEP - ATP Ⅲ 提出的代谢综合征的诊断标准，该病人诊断为代谢综合征。本实验以该病人为例，进行代谢综合征患者的营养干预方案设计。

1. 根据患者的症状和检测结果，进行代谢综合征的诊断，并确认主要的代谢问题

本案例中，患者主诉血糖升高 5 年，双下肢水肿反复发作 1 年，且检测发现其空腹血糖值为 7.8 mmol/L，因此可以诊断患者患有糖尿病。同时患者的血压 140/90 mmHg 也达到了高血压的范畴，且甘油三酯（TG）1.98 mmol/L 也显示其血脂偏高，具有动脉粥样硬化的风险。经计算，患者的 BMI = 27.68 kg/m^2，属于超重的范畴。

2. 针对具体代谢问题进行健康干预

（1）对患者进行健康教育：增加患者对代谢综合征知识的了解，是实施自我管理的重要手段。为了解患者的各项指标是否达到良好控制，必须经常监测血糖等项目，以便及时调整治疗方案，早期发现和防治并发症。自我监测应做到：①每天测血糖、血压；

②每月测体重、尿常规、腰围、腰臀比值；③每季测血脂、糖化血红蛋白、肾功能，查眼底及心电图。通过积极的健康教育，使患者形成健康的饮食和运动习惯，以积极的心态取进行治疗和改善健康。

（2）控制总能量和总脂肪的摄入，适当减重至正常水平。在正常供给能量基础上按照每天少供给能量 125～150 kcal，使饮食供给的能量低于机体实际消耗的能量，进而使机体造成能量的负平衡，促使机体长期储存的多余脂肪被代谢，直至机体恢复到正常水平。调整宏量营养素的构成比和来源，目前比较公认的减肥膳食是高蛋白（供能比占20%～25%）、低脂肪（供能比占 20%～30%）、低碳水化合物（供能比占 45%～50%）膳食。限制总脂肪、饱和脂肪酸、胆固醇和反式脂肪酸的摄入，饱和脂肪酸摄入量应少于总能量的10%，反式脂肪酸每天摄入量应不超过 2 g。脂肪的摄入可选用含单不饱和脂肪酸或多不饱和脂肪酸丰富的油脂和食物，少食富含饱和脂肪酸的动物油脂和食物。

（3）合理膳食：蛋白质的摄入建议多摄入优质蛋白，含嘌呤高的动物内脏应加以限制，提高植物性蛋白质的摄入；碳水化合物的摄入应选择谷类食物，多选择粗杂粮，如玉米面、燕麦、莜麦等低 GI（血糖升高指数）的食物；摄入充足的膳食纤维，严格限制糖、巧克力、含糖饮料及零食，少吃甜食；保证充足的维生素和微量元素，限制钠盐摄入量，每人每日食盐摄入量不超过6 g，增加钾、钙、镁的摄入量；限制饮酒，每日酒精摄入量男性不应超过 25 g，女性不应超过 15 g；适当摄入富含植物化学物的食品，异黄酮、皂苷等植物化学物在减肥和治疗代谢综合征方面具有一定的效果，因此可以适当补充这些植物化学物作为辅助减肥的手段。

（4）三餐合理分配和烹饪：进食餐次因人而异，通常为 3 餐，鼓励少食多餐。三餐的食物能量分配可参照早餐27%、午餐49%、晚餐24%的比例进行调整。在分配一日三餐比例时，应体现两点：一是将动物性蛋白和脂肪含量多的食物尽量安排在早餐和午餐吃，晚上以清淡为主，有利于消化；二是三餐的能量供应应该午餐＞早餐＞晚餐。膳食的烹调方法则宜采用蒸、煮、烧、汆等，忌用油煎和炸的方法。

（5）增加体力活动：合理的运动可促进肌肉组织对葡萄糖的摄取和利用，提高胰岛素与受体的结合力，从而使血糖降低。另外，运动可降低血脂、减轻体重、改善血液循环，有助于控制代谢综合征的病情进展，预防并发症的发生。增加体力活动包括减少久坐和增加运动量。规律的、中等强度的有氧运动是控制体重的有效方法，建议每周增加有氧运动至 150 min 以上（每天 30～60 min 中等强度的运动，每周大部分天数）。代谢综合征患者可以根据自己的身体状况，选择适合的运动，运动强度以接近靶心率〔靶心率＝170－年龄（岁）〕为准，每天运动时间以达到靶心率的累计时间 20～30 分钟为佳。

3. 注意事项

在营养干预的同时也要根据患者的实际情况和病情的严重情况结合药物干预进行治疗，切不可一味地追求营养干预而耽误了病情的最佳治疗时间。

五、思考题

案例描述：

女性，55 岁，脑力工作者，身高 162 cm，体重 65 kg。主诉：经常感到头晕、头痛，饭后容易犯困。经检测发现，患者血压 140/85 mmHg，空腹血糖 5.3 mmol/L，腰围 85 cm，甘油三酯（TG）2.03 mmol/L，高密度脂蛋白胆固醇（HDL-C）1.26 mmol/L。

（1）请利用 4 种标准对该患者是否患有代谢综合征进行诊断。

（2）请根据患者的实际情况，设计患者的营养干预方案。

（柳　雁）

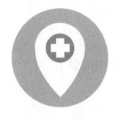

实验二十三 | 营养流行病学调查实验设计之血清多氯联苯与 2 型糖尿病发生风险的关系
——基于前瞻性队列的巢式病例对照研究

一、实验目的和意义

多氯联苯（polychlorinated biphenyls，PCBs）是持久性有机污染物（persistent organic pollutants，POPs）中的一类，具有致癌性、免疫毒性和神经毒性。PCBs的长期残留性和生物蓄积性对环境和人类健康造成了严重危害。膳食摄入是人类暴露PCBs的主要途径。近年来随着以糖尿病为代表的代谢紊乱性疾病发病率日益上升，PCBs对人类健康尤其是糖尿病发生发展造成的危害日益受到重视。探讨PCBs暴露对人群2型糖尿病风险的影响及其相关机制将为2型糖尿病的早期预防和风险预测开辟了新途径。

二、主要知识点

（1）营养流行病学的概念和研究方法——基于前瞻性队列的巢式病例对照研究。

（2）膳食污染物种类和暴露评价——PCBs的人群内外暴露量评价。

（3）中国食物污染物监测数据库——总膳食研究。

（4）中国2型糖尿病流行现状及危险因素。

（5）PCBs影响糖尿病发生发展的可能机制。

三、背景资料

（一）研究背景

PCBs是环境中普遍存在的持久性有机污染物之一，具有长期残留性、生物蓄积性等特点，对人类健康造成了严重的危害。随着人们生活水平的提高，环境污染日益严峻，以糖尿病为代表的代谢性疾病的发病率也明显上升，PCBs与2型糖尿病的关系日益受到重视。动物和观察性研究的结果显示，PCBs暴露与2型糖尿病及其并发症的发生风险相关，但研究并不充分，结果也很不一致。中国作为世界上糖尿病发病人数最多的国家之一，急需扩充中国人群膳食和环境污染物的暴露与糖尿病关系的研究，为糖尿病的预防和控制提供科学指导。

（二）目前研究的不足之处

PCBs与2型糖尿病关系的流行病学研究结果很不一致，大多数已有的流行病学研究多为横断面研究设计。糖尿病是重要的代谢性疾病，与膳食因素密切相关，然而大多数有关PCBs研究未同时考虑膳食营养因素对糖尿病的影响；此外，关于PCBs与糖尿病发生的机制研究也需要进一步证实。

四、研究内容

本研究将基于中山大学公共卫生学院建立的广东万人队列，以30～70岁的社区常住居民为调查对象，采用巢式病例对照研究设计，比较新发的2型糖尿病患者和1:1按年龄、性别和体质指数（body mass index，BMI）匹配的对照，其基线PCBs水平的差异；人群膳食PCBs的暴露水平将基于膳食调查资料和广东省食品污染物的监测数据进行评估，该研究将探讨PCBs暴露与2型糖尿病发生风险的关系，并进一步探索其与免疫和氧化应激相关的机制。

五、研究方案

（一）调查对象

基于广东万人自然队列，该队列将调查市区内的社区按照经济条件分为两层，采用分层整群抽样方法，在每层随机抽取数个社区，以被抽取的社区中年龄 30 ~ 70 岁的常住居民作为调查对象，共调查 1 万人。

1. 研究对象的纳入标准

年龄 30 ~ 70 岁，在该市区居住 5 年以上。

2. 研究对象的排除标准

罹患严重肝肾疾病、认知功能障碍和精神疾患，无法配合调查。

（二）研究设计

巢式队列病例对照研究，对追踪期内（至少两年）新发的 2 型糖尿病患者按倾向性评分的方法，以 1 : 1 匹配对照，配比因素包括年龄、性别和 BMI。

（三）样本量估计

按病例对照研究的样本量计算公式或通过样本量计算软件（PASS 等），根据已有文献或预调查的数据确定 PCBs 的标准差，假设统计显著性设定 $\alpha = 0.05$，把握度 90%（$\beta = 0.10$），应答率 80%，计算得到病例组和对照组的样本量。

（四）资料收集

1. 问卷调查

通过面对面问卷调查收集社会人口学资料（如年龄、性别、户籍、教育程度、家庭收入等）、生活方式因素（吸烟、饮酒、体力活动、睡眠、心理应激等）、污染物暴露途径等。

2. 膳食营养因素的调查

采用验证有效的食物频数问卷（过去一年习惯性膳食摄入）或多天的膳食记录问卷进行膳食调查，结合中国食物成分表和平均摄入量计算能量和主要营养素的摄入量。

3. 体格检查

按标准方法测量身高、体重、腰围、臀围、体脂含量、血压和心率等。

4. 血液收集

在基线和随访期收集空腹静脉血用于暴露、结局以及机制有关指标的测量。

5. 质量控制

在调查前、中、后 3 个阶段开展严格的质量控制。

（五）膳食 PCBs 暴露估计

通过广东污染物监测数据库，获得队列所在地区各类食物的污染物种类及水平，结合膳食调查获得的食物消费种类和数量估算研究对象各类 PCBs 的膳食摄入情况。

（六）血浆中指示性 PCBs 暴露水平

以 PCBs 的 6 种同系物作为 PCBs 污染的指示物，即 PCB28、PCB52、PCB101、PCB138、PCB153 和 PCB180，按照美国环境保护署推荐的方法或者国标方法，采用气相色谱 – 串联质谱分析测定各污染物的血浆水平。

（七）与机制有关的指标测定

利用储存的基线血浆测量和免疫和氧化应激有关的指标。

（八）与结局有关指标的测量

采集空腹和餐后 2 h 血样，检测血糖、胰岛素、HbA1c 及血脂四项等。

六、统计学分析

采用 SPSS 或 R 软件进行统计分析，采用多变量条件 logistic 回归，控制有关混杂因素后比较糖尿病患者和对照膳食和血浆 PCBs 的暴露情况，对不同年龄、性别、地区和不同 BMI 水平进行亚组分析；探讨膳食或生活方式因素与血浆 PCBs 可能的交互作用；建立包括膳食或血浆 PCBs 在内的 2 型糖尿病的预测模型。

七、预期结果

（1）2 型糖尿病患者血清和膳食 PCBs 的水平明显高于对照组。

（2）血浆 PCBs 是 2 型糖尿病的独立危险因素。

（3）膳食因素和 PCBs 暴露可能存在交互作用。

（刘兆敏）

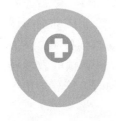

实验二十四 | 食品微生物检测虚拟仿真教学软件

一、概述

食品微生物检测指按照一定的检测程序和质量控制措施，确定单位样品中某种或某类微生物的数量或存在状况。食品微生物与人类关系紧密，是确保食品质量和安全的重要手段。细菌学检验包括细菌总数、大肠菌群和致病菌的检验。传统的"食品微生物检验"课程实验多是为了加强学生对有关理论知识的把握和巩固，在实际教学中一般以演示性、验证性的实验内容为主，而综合性、设计性、研究性的实验内容较少。

虚拟仿真实验教学是以计算机为基础，依托虚拟现实、多媒体、人机交互、数据库和网络通信等技术，构建高度仿真的虚拟实验环境和实验对象，能提供实时、三维的虚拟试验环境。学生在虚拟环境中开展实验，实现真实实验不具备或难以完成的教学功能。本文主要通过虚拟仿真教学软件，以食品微生物检测的实验流程为背景，提供新颖的教学模式，使学生在掌握微生物限度检测的基本原理、实际操作过程及要点的同时，培养学生综合运用生物知识和解决问题的能力。

二、实验目的

（1）掌握无菌室的消毒。
（2）掌握微生物检测的准备工作。
（3）掌握培养基的配置、消毒、灭菌操作。
（4）掌握无菌室的准备工作。
（5）熟悉微生物检测检验流程。

三、实验内容

本次虚拟实验包括：实验室认知考核模块；食品微生物检测的实验流程：包括无菌室准备工作，培养基的配置、消毒灭菌、无菌间准备工作，检验工作等流程。

四、实验硬件软件环境

（一）硬件环境
（1）适配硬件环境：联网计算机。
（2）中央处理器 CPU：Intel i7 6700 或更高。
（3）显卡：NVIDIA GTX 1060 或更高。
（4）硬盘：10 G 以上。
（5）内存：16 GB 或更高。
（二）软件环境
操作系统：支持 Win7/Win10 的 32 位和 64 位版本。

五、实验操作流程

（一）硬件的操作方法

1. 键盘

键盘 W、A、S、D 控制移动（如图 24 - 1 所示）。W 键：向前移动；A 键：向左移动；S 键：向后移动；D 键：向右移动。

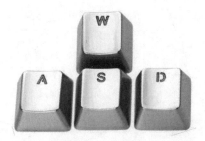

图 24 - 1　键盘

2. 鼠标

鼠标左键单击为打开/拾取物体，滚轮键为缩放物体/滚动页面，按住左键拖动画面移动视角，按住右键旋转已拿起的物体（如图 24 - 2 所示）。

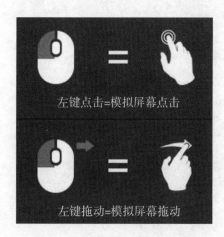

左键点击=模拟屏幕点击

左键拖动=模拟屏幕拖动

图 24 - 2　鼠标

（二）软件操作流程

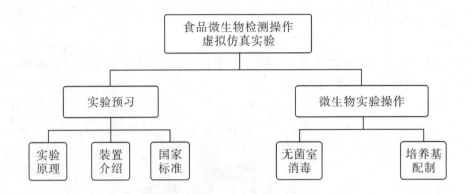

（三）软件操作方法

（1）启动软件后，进入登录界面（如图 24-3 所示），保持网络通畅，输入学号和密码，即可登录。

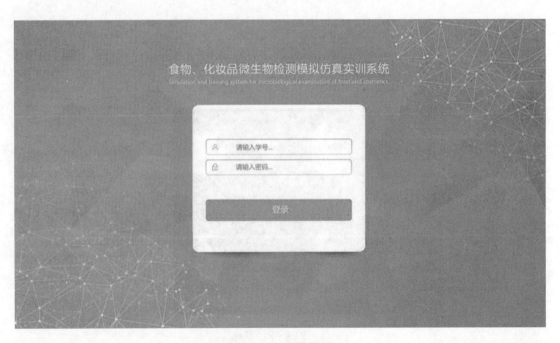

图 24-3 登录界面

（2）成功登录后，可以看到系统分为两大模块："实验预习"与"微生物实验操作"，如图 24-4 所示。

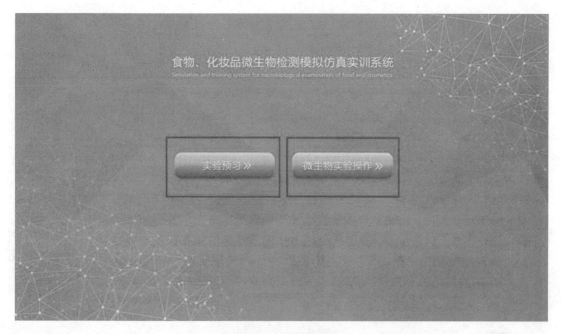

图 24 - 4　两大模块

（3）"实验预习"（如图 24 - 5 所示）又分为：实验原理、装置介绍、国家标准。请先仔细阅读此三部分内容。

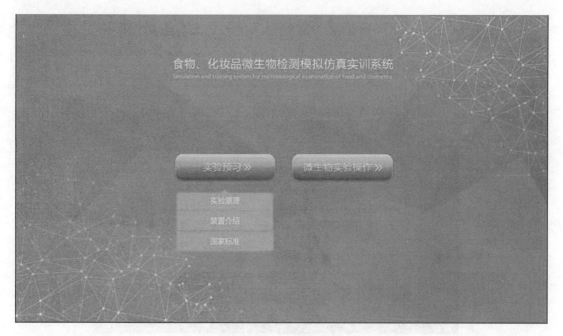

图 24 - 5　2 部分内容

（4）点击"实验原理"，系统将展示实验目的、实验原理、实验步骤，如图 24 - 6 所示。

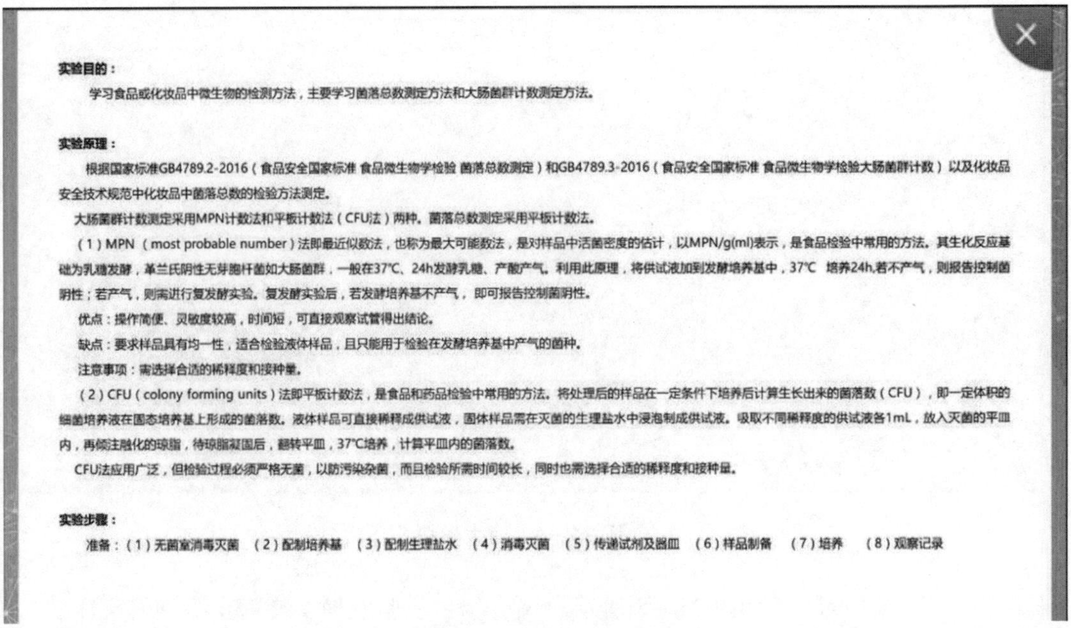

实验目的：

学习食品或化妆品中微生物的检测方法，主要学习菌落总数测定方法和大肠菌群计数测定方法。

实验原理：

根据国家标准GB4789.2-2016（食品安全国家标准 食品微生物学检验 菌落总数测定）和GB4789.3-2016（食品安全国家标准 食品微生物学检验大肠菌群计数）以及化妆品安全技术规范中化妆品中菌落总数的检验方法测定。

大肠菌群计数测定采用MPN计数法和平板计数法（CFU法）两种。菌落总数测定采用平板计数法。

（1）MPN（most probable number）法即最近似数法，也称为最大可能数法，是对样品中活菌密度的估计，以MPN/g(ml)表示，是食品检验中常用的方法。其生化反应基础为乳糖发酵，革兰氏阴性无芽胞杆菌如大肠菌群，一般在37℃、24h发酵乳糖、产酸产气。利用此原理，将供试液加到发酵培养基中，37℃ 培养24h,若不产气，则报告控制菌阴性；若产气，则需进行复发酵实验。复发酵实验后，若发酵培养基不产气，即可报告控制菌阴性。

优点：操作简便、灵敏度较高，时间短，可直接观察试管得出结论。

缺点：要求样品具有均一性，适合检验液态样品，且只能用于检验在发酵培养基中产气的菌种。

注意事项：需选择合适的稀释度和接种量。

（2）CFU（colony forming units）法即平板计数法，是食品和药品检验中常用的方法。将处理后的样品在一定条件下培养后计算生长出来的菌落数（CFU），即一定体积的细菌培养液在固态培养基上形成的菌落数。液体样品可直接稀释成供试液，固体样品需在灭菌的生理盐水中浸泡制成供试液。吸取不同稀释度的供试液各1mL，放入灭菌的平皿内，再倾注熔化的琼脂，待琼脂凝固后，翻转平皿，37℃培养，计算平皿内的菌落数。

CFU法应用广泛，但检验过程必须严格无菌，以防污染杂菌，而且检验所需时间较长，同时也需选择合适的稀释度和接种量。

实验步骤：

准备：（1）无菌室消毒灭菌 （2）配制培养基 （3）配制生理盐水 （4）消毒灭菌 （5）传递试剂及器皿 （6）样品制备 （7）培养 （8）观察记录

图 24 -6　实验原理

（5）点击"实验预习"，系统将进入实验预习模块，可以进行设备认知、布局认知、漫游等功能。右下角有"考核"功能，可进行简单的测试考核，该考核不计入最终考核成绩中。另外我们可以见到右上角有两个功能按钮：一个按钮是返回主界面；另一个按钮则是重置当前场景，即还原当前场景的所有设置，如图 24 -7 所示。

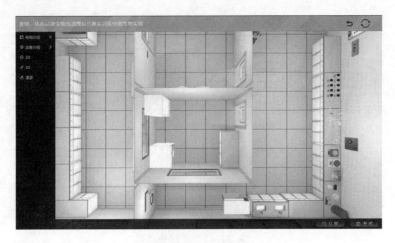

图 24 -7　预习模块

（6）点击"国家标准"，系统将展示《菌落总数测定》等国家标准，如图 24 – 8 所示。

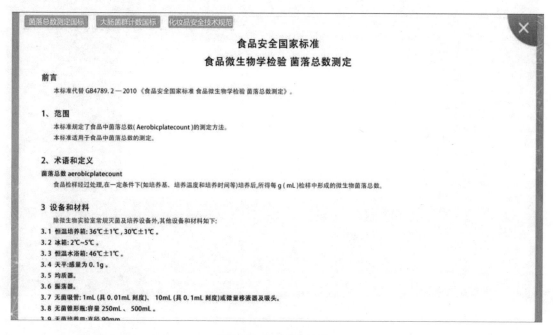

图 24 – 8　国家标准

（7）"微生物实验操作"又分为：无菌室消毒和培养基配制，如图 24 – 9所示。

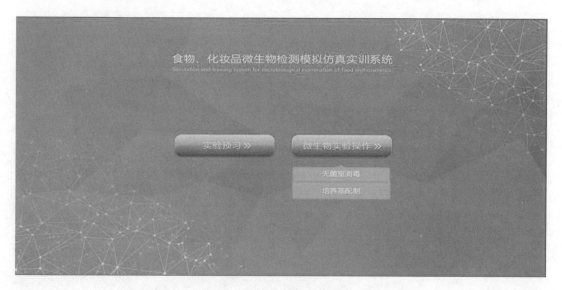

图 24 – 9　微生物实验操作

（8）点击"无菌室消毒"，系统将进入无菌室消毒步骤，开始对配制培养基的实验室进行消毒。该消毒步骤将记录至最终分数，请按步骤提示认真进行考核，如图 24-10 所示。

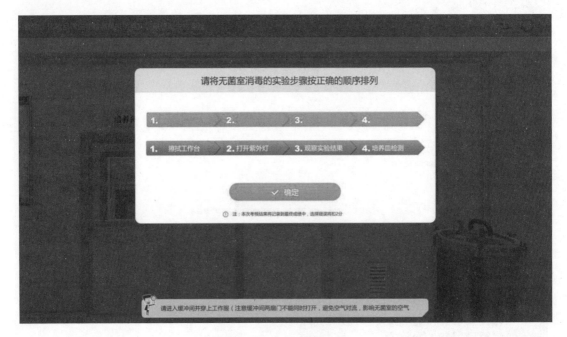

图 24-10　无菌室消毒

（9）点击"培养基配制"，系统将进入培养基配制步骤。若是第一次进入该系统，将会出现新手指引，可以选择根据指引学习或跳过，如图 24-11 所示。

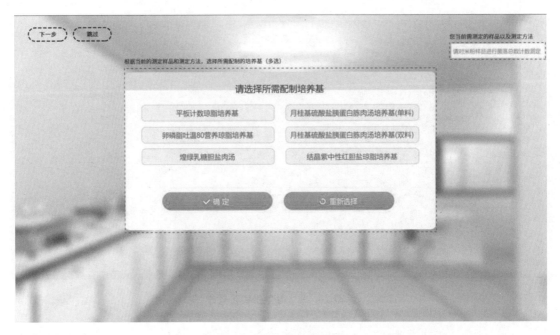

图 24-11　培养基配制

（10）完成新手指引后，将正式进入培养基配制操作。图示右上角显示"请对糕点样品进行大肠菌群（MPN/g 计数法）测定"即为当前考核题目，需要根据题目选择相应的培养基（可多选），注意该选择培养基步骤计入最终考核分，选择错误将扣分，如图 24-12 所示。

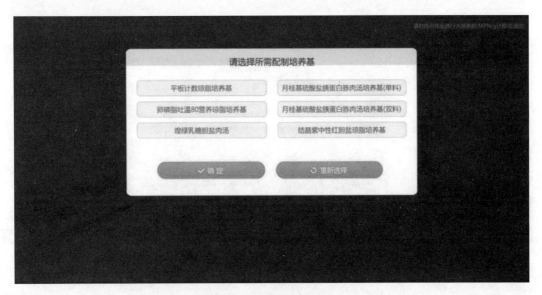

图 24-12　培养基配制操作

（11）当正确选择培养基后，将进入培养基配制的主界面。当将光标置于某一个实验步骤上时，系统将在左上角提示完成该步骤所需要的设备功能和按钮，如图 24-13、24-14 所示。

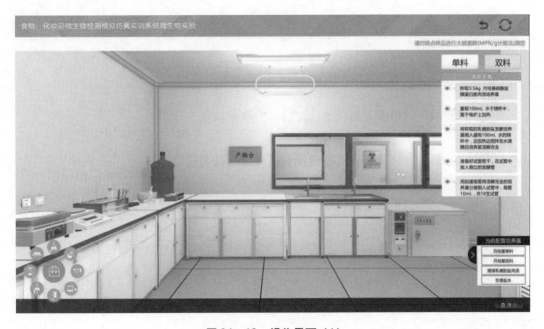

图 24-13　操作界面（1）

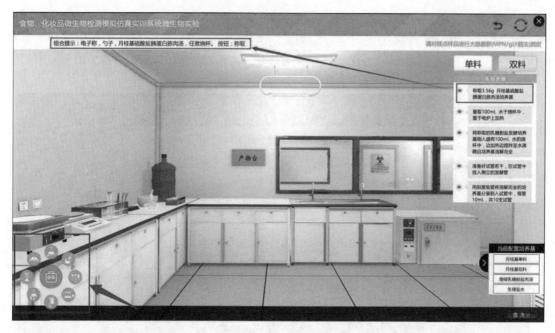

图 24 – 14 操作界面（2）

下面逐一介绍功能按钮：

"称取"：正确完成设备选择后，称取某试剂 x 克。

"搅拌"：正确完成设备选择后，对混合的试剂进行搅拌。

"分装"：正确完成设备选择后，对某试剂进行分装到其他容器中。

"震荡"：正确完成设备选择后，对试剂进行震荡。

"量取"：正确完成设备选择后，量取某试剂 x 毫升。

"加热"：正确完成设备选择后，对混合试剂进行加热。

"倒立"：正确完成设备选择后，放入倒立的小试管。

"测试"：正确完成设备选择后，对试剂使用 pH 试纸进行测试。

（12）"物品选择"：当光标滑过一个可选择的物体时，系统会显示该物体的名字且该物体会高亮以突出显示，此时单击鼠标左键，即可选中该物体，并弹出 4 个图标，如图 24 – 15 所示。

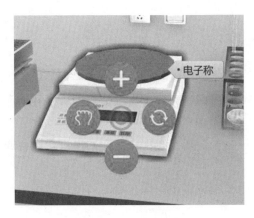

图 24 – 15　4 个图标

"添加"：将目前所选的设备添加到组合列表中，如果组合列表内所有设备和试剂都正确，就可进行实验操作。

"旋转"：按住旋转按钮并拖动，即可旋转该物体。

"删除"：将目前所选的设备从组合列表中删除。

"拾取"：点击该按钮，即可将目前选择的物品拾取到手上。

（13）当完成培养基配制后，将会被引导进入消毒灭菌阶段，如图 24 – 16 所示，消毒灭菌操作与培养基配制类似，下面重点介绍几个新的操作按钮。

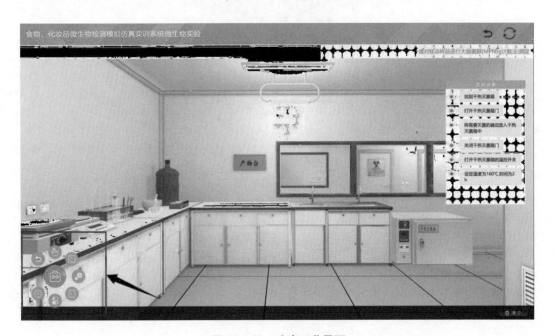

图 24 – 16　消毒灭菌界面

"操作"：选择干热灭菌箱或湿热灭菌锅，将其添加到操作列表，点击该"操作"按钮，即可进入操作灭菌设备状态。

"打开"：进入操作状态后，点击该按钮即可打开消毒设备的密封门。

"灭菌"：打开密封门后，点击该按钮即可进行设备或试剂消毒。

"关闭"：放入试剂或者设备后，点击该按钮即可关闭密封门。

"打开开关"：放入试剂或设备且关好门之后，点击该按钮即可打开仪器开关使其工作。

"设定"：点击弹出设定仪器消毒参数。

（14）干热灭菌消毒参数设定（如图24-17所示）：点击"定时"旋钮，可设定时间参数，点击下方的"＋"或"－"，可以设定温度参数，在确认设定正确以后，点击"SET"完成干热灭菌参数设定。

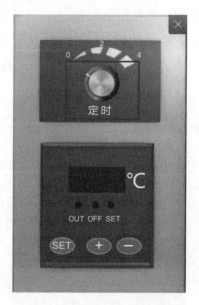

图 24-17　干热灭菌消毒界面

（15）湿热灭菌消毒参数设定（如图24-18所示）：请直接在"设定消毒温度"和"设定消毒时间"输入框内输入相应的数值，确认正确后点击"完成"按钮完成湿热灭菌消毒参数设定。

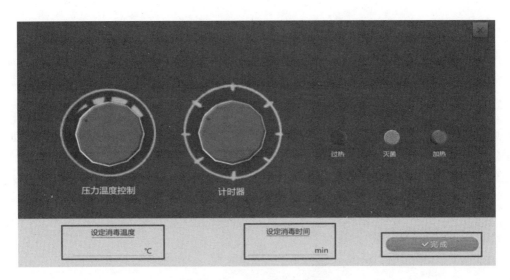

图24 –18　湿热灭菌消毒界面

（16）当完成上述消毒灭菌后，将会被引导进入检验阶段（如图24 – 19 所示）。检验阶段需要在无菌室进行，检验操作与培养基配制类似，下面重点介绍几个新的操作按钮。

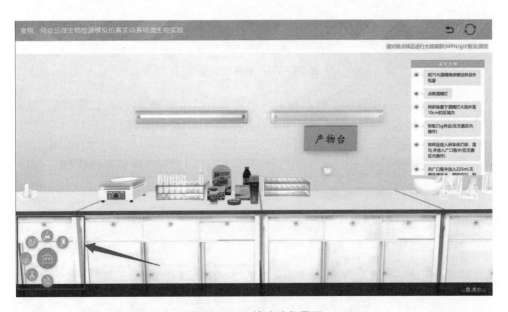

图24 – 19　检验阶段界面

"杀菌"：选择测试样品后，点击该按钮可对样品进行表面消毒。

"点燃"：选择酒精灯后，点击该按钮即可点燃酒精灯。

"捣碎"：需要研钵来捣碎样品时，正确选择设备和试剂，捣碎试剂。

"稀释"：可将目前配置好的样品溶液稀释至 x 倍。

注意：酒精灯火焰范围（如图 24 – 20 所示）：有些步骤需要在酒精灯范围内操作，当点燃酒精灯后，会出现紫色光圈以表示酒精灯火焰范围，放入该光圈范围内的设备即认为是处于酒精灯火焰外围 10 cm 区域。

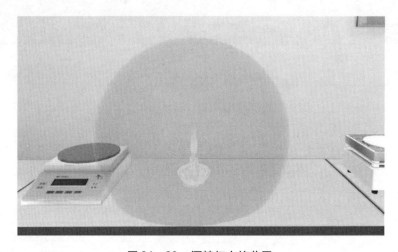

图 24 – 20　酒精灯火焰范围

（17）当完成检验步骤后，将会被引导进入最后的菌落测定阶段（图如 24 – 21 所示），菌落测定操作与培养基配制类似，下面重点介绍几个新的操作按钮。

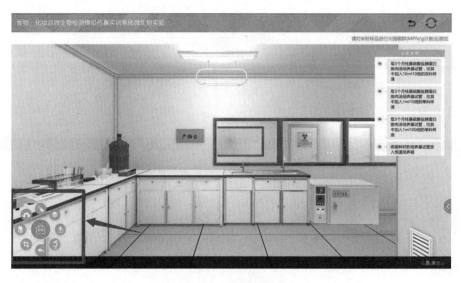

图 24 – 21　菌落测定界面

"接种"：当选择样品稀释液和培养基等接种试剂或设备后，点击该按钮即可完成接种，系统将生成已接种的培养基或试管。

"培养基堆叠"：为方便操作，在完成 4 个培养基接种后，点击该按钮，可以将 4 个培养基堆叠成一体，通过传递窗即可一次性传递，无须传递 4 次。

"解开堆叠的培养基"：将堆叠后的培养基解开分为 4 个单独的试验样品。

"观察"：需要近距离观察培养基上的菌落时，选择一个培养基并点击该按钮，即可放大观察该培养基。

"返回"：用于观察状态下返回正常场景视角的按钮。

"截图"：系统提供的截图功能，所截取图片将上传到服务器中。

"记录"：点击按钮后将弹出与当前题目所对应的"微生物原始记录表格"。

"上传"：上传目前的成绩与截图至服务器。该操作将评出最终考核分。

（18）如何使用恒温培养箱：在场景中找到恒温培养箱，如图 24 - 22 所示，点击培养箱的门即可打开培养箱。点击参数设定面板即可打开参数设定窗口，设定时间与温度后，培养箱就可以进行恒温培养了。

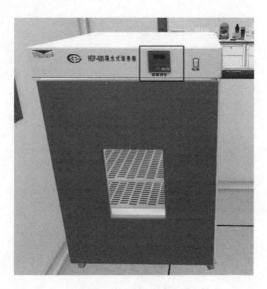

图 24 - 22　恒温培养箱

六、思考题

（1）评价食品微生物的卫生指标主要包括什么？

（2）无菌室消毒的步骤是什么？

（3）制备培养基的一般程序是什么？

（4）灭菌在微生物学实验操作中有何重要意义？

（柳　雁）

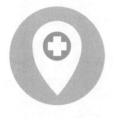

实验二十五 │ 膳食调查虚拟仿真教学软件

一、概述

膳食调查是了解某群体或个体在一定时间内由膳食所摄取的能量和各种营养素的数量和质量，以此来评定该调查对象的正常营养需求满足程度的一种方法。膳食调查通过对每人每天各种食物摄入量的调查，计算出其能量和各种营养素的摄入量、各种营养素之间的比例，分析能量和营养素的食物来源等，并根据合理营养的要求进行分析、评价的方法。

膳食调查是营养调查的基础，通常包括询问法、称重法、记账法、化学分析法和食物频率法。这些方法可单独进行，也可联合进行。不同的膳食调查方法有各自的特点，可根据具体情况进行选择。通常情况下，采用 24 h 膳食回顾法，再结合称重法和（或）食物频率法，可以提高膳食调查的准确性。膳食调查要求在每年四季或二季（冬春、夏秋）分别进行调查，每次 3～5 天 以上，包括 1 个休息日。记录被调查者每天摄入的所有食物，依据食物成分表，计算出其中所提供的能量和各种营养素的含量，然后进行分析和评价。

二、实验设计思路

该系统通过以下 7 个方面的虚拟操作学习膳食调查：①目的与应用；②实验原理；③膳食调查方法及应用；④24 小时膳食调查法的应用案例；⑤膳食调查计算；⑥膳食调查评价；⑦膳食调查报告。该系统让学生可以快速直观地学会膳食调查的方法应用、计算和评价。

三、膳食调查的结果评价

通过膳食调查可得到被调查者每人每天各类食物及营养素的摄入情况，针对这些结果，可对被调查者进行膳食结构和营养结构的分析，以进行膳食结构、营养结构两个方面的评价。

（一）膳食结构的分析

膳食结构是指各类食物的品种、数量及其在膳食中所占的比例。膳食结构分析主要依据现阶段中国居民平衡膳食宝塔的要求，对调查者的食物种类和数量进行分析与评价。膳食结构分析可分 3 个步骤：①根据中国居民平衡膳食宝塔，将被调查者的食物分成 9 类，列出表格；②与平衡膳食宝塔的内容进行比较，对被调查者的膳食结构即食物种类、数量进行分析；③针对分析的结果，进行评价并提出合理营养的建议。

（二）营养结构的分析

营养结构是指每人每天从摄取食物中所获得的能量和各种营养素的数量、主要营养素之间的比例和食物来源，以及膳食制度等。合理的营养结构要求食物所提供的能量和营养素数量及其比例适当，保证人体生理需求和生活需要，符合中国居民营养素参考摄入量（DRIs）的要求，达到合理营养的要求；采用科学的膳食制度和加工烹调方法，保证食品安全。

营养结构分析主要从两个方面进行：一是以中国居民营养素参考摄入量为标准，对每人每天的能量和营养素摄入种类和数量的分析。二是根据合理营养原则的要求，对能量及营养素食物来源、主要营养素之间的比例、餐次分配等进行分析、评价与建议。

具体步骤如下：

1. 能量和营养素摄入种类与数量的分析

根据被调查者的膳食调查结果，将食物分类，通过食物成分表将计算出所提供的能量和各种营养素的量；然后将其与中国居民营养素参考摄入量进行比较，针对结果进行分析与评价、建议。

2. 能量和营养素来源与比例的分析

计算每人每天蛋白质、脂肪、碳水化合物供能比，蛋白质的食物来源构成，脂肪食物来源构成，进行分析与评价、建议。

3. 三餐能量分配比

将计算结果与合理营养三餐能量要求对比，进行分析、评价与建议。

四、实验目的

（1）掌握膳食调查的方法及其应用。

（2）掌握膳食调查计算的方法。

（3）掌握膳食调查的评价。

五、实验所需硬件软件环境

（一）硬件环境

中央处理器（CPU）推荐使用 Intel 双核及以上级别；内存至少 512 MB，推荐 1 G 以上；为保证良好的虚拟仿真效果体验，建议用户显示器的分辨率调至 1280×720。

（二）软件环境

Windows 7 及以上中文操作系统，IE10 及以上浏览器，装有 Flash 播放插件。

六、实验操作流程

（一）实验前准备

用浏览器打开相应网址，即可进入软件界面。

（二）软件操作方法

（1）打开软件，进入如下界面，如图 25－1 所示，界面右上角的菜单有：首页、全屏。

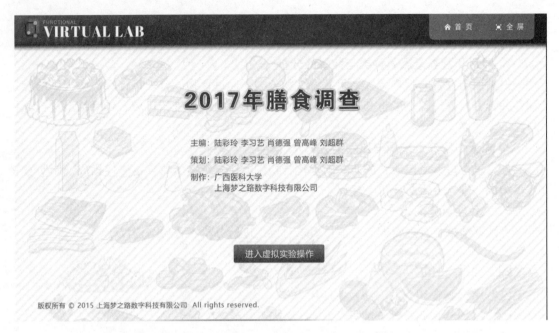

图 25 - 1　软件首页

（2）案例实训的内容和程序包括：①目的与应用；②实验原理；③膳食调查方法及应用；④24 h 膳食调查法的应用案例；⑤膳食调查计算；⑥膳食调查评价；⑦膳食调查报告。如图 25 - 2 所示。

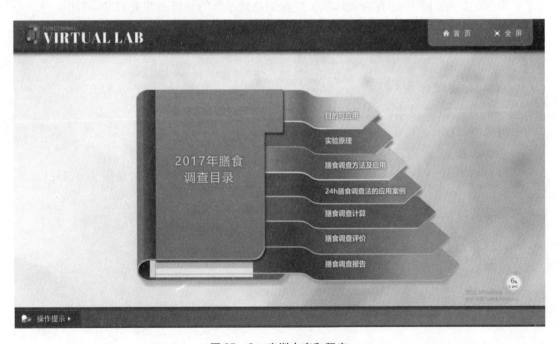

图 25 - 2　实训内容和程序

（3）点击"膳食调查的目的及应用"图标进入目的与应用模块，对膳食调查的目的及应用进行学习，如图 25 – 3 所示。

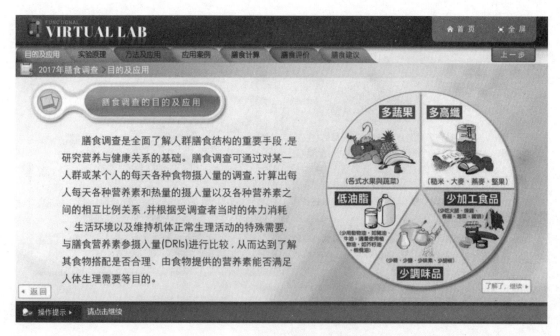

图 25 –3　膳食调查的目的及应用

（4）继续点击屏幕右下方的"了解了，继续"进入后续内容的学习，如图 25 – 4 所示。

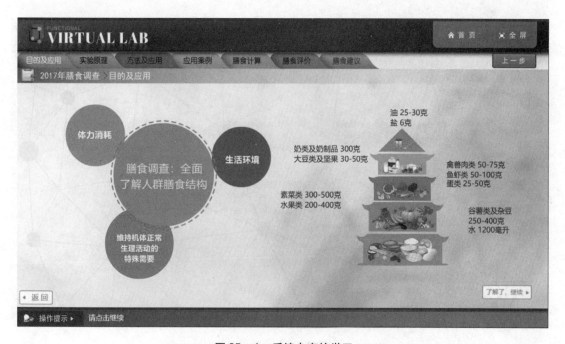

图 25 –4　后续内容的学习

（5）膳食调查的点击"实验原理"进入实验原理模块，对膳食调查的实验原理进行学习，如图 25 - 5 所示。

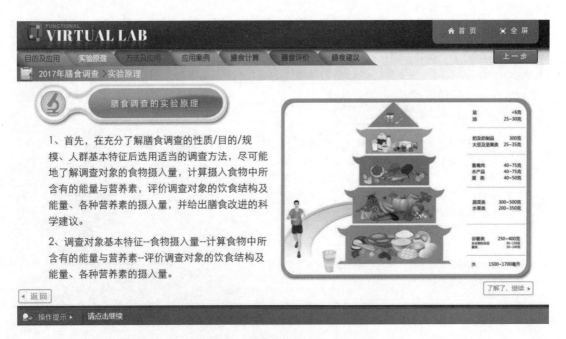

图 25 - 5 膳食调查的实验原理界面

（6）继续点击屏幕右下方的"了解了，继续"进入下一步内容的学习，如图 25 - 6 所示。

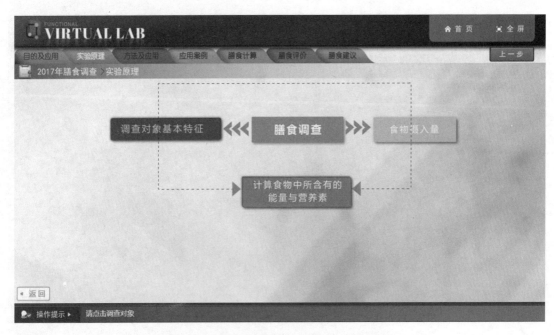

图 25 - 6 膳食调查的实验原理的后续内容

（7）分别点击"调查对象基本特征""食物摄入量"和"计算食物中所含有的能量与营养素"模块学习调查对象基本特征、食物摄入量和计算食物中所含有的能量与营养素的内容，如图25-7所示。

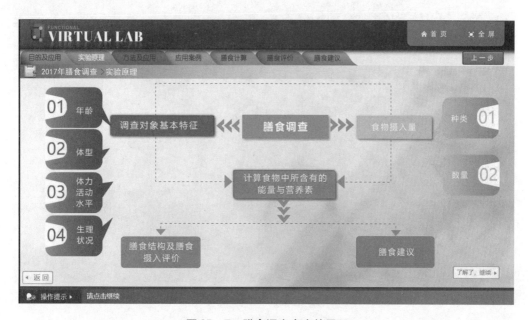

图25-7　膳食调查内容的展开

（8）继续点击"了解了，继续"进入方法和应用中内容的学习，包括回顾性的调查和前瞻性的调查两部分，如图25-8所示。

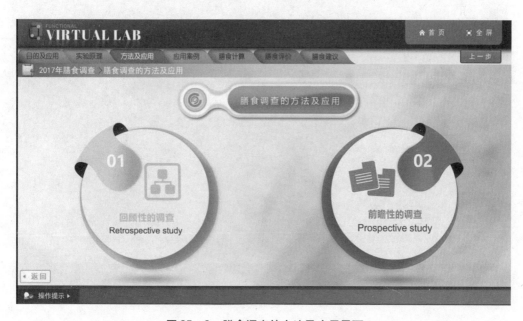

图25-8　膳食调查的方法及应用界面

（9）点击屏幕左侧"回顾性的调查"圆标进入回顾性的调查内容学习，包括24小时膳食回顾法、膳食史法以及食物频率法，如图25-9所示。

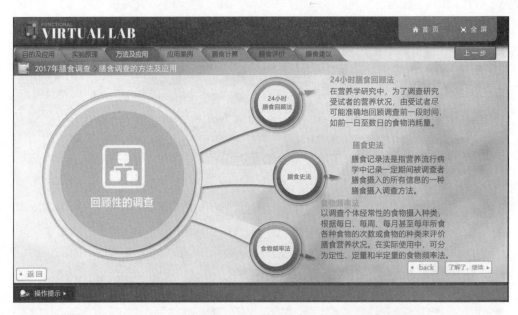

图25-9　界面的展开

（10）继续点击右下角"了解了，继续"图标，页面介绍前瞻性调查的方法，包括称重法、查账法以及化学分析法，如图25-10所示。

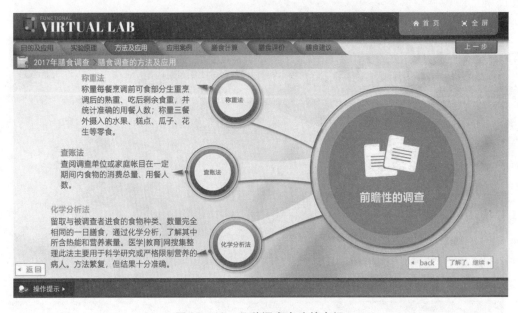

图25-10　几种调查方法的介绍

（11）点击"了解了，继续"，将会进行题目的测试，对之前知识进行测试是否掌握，如图 25 – 11 至图 25 – 18 所示。

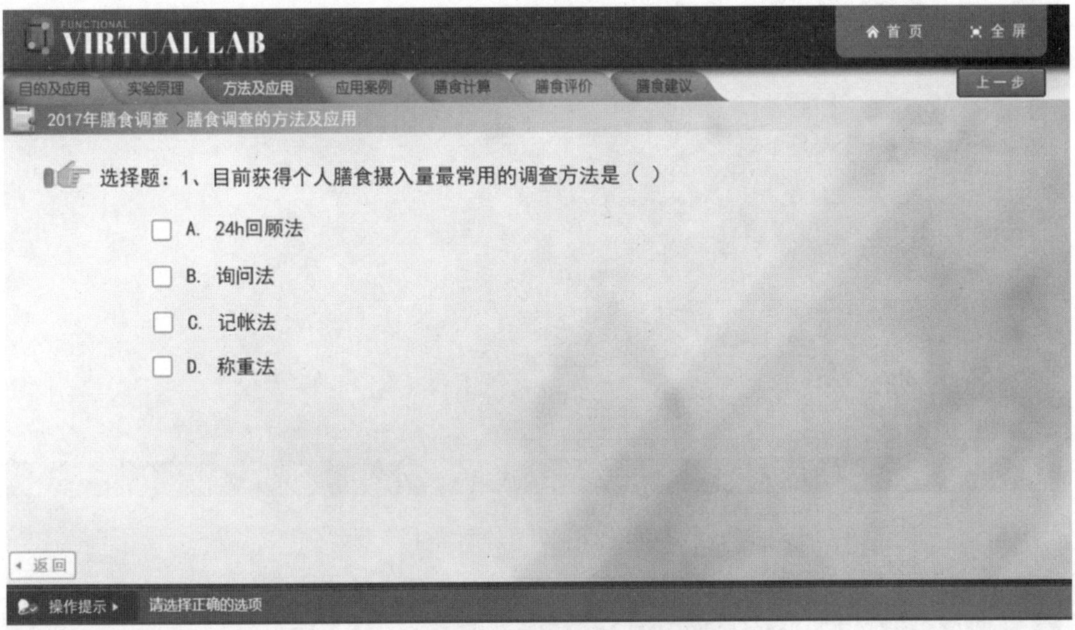

FUNCTIONAL
VIRTUAL LAB

目的及应用　实验原理　方法及应用　应用案例　膳食计算　膳食评价　膳食建议　　上一步

2017年膳食调查 > 膳食调查的方法及应用

👉 选择题：1、目前获得个人膳食摄入量最常用的调查方法是（ ）

☐ A. 24h回顾法

☐ B. 询问法

☐ C. 记帐法

☐ D. 称重法

◀ 返回

▶ 操作提示 ▶ 请选择正确的选项

图 25 –11　题目的测试（1）

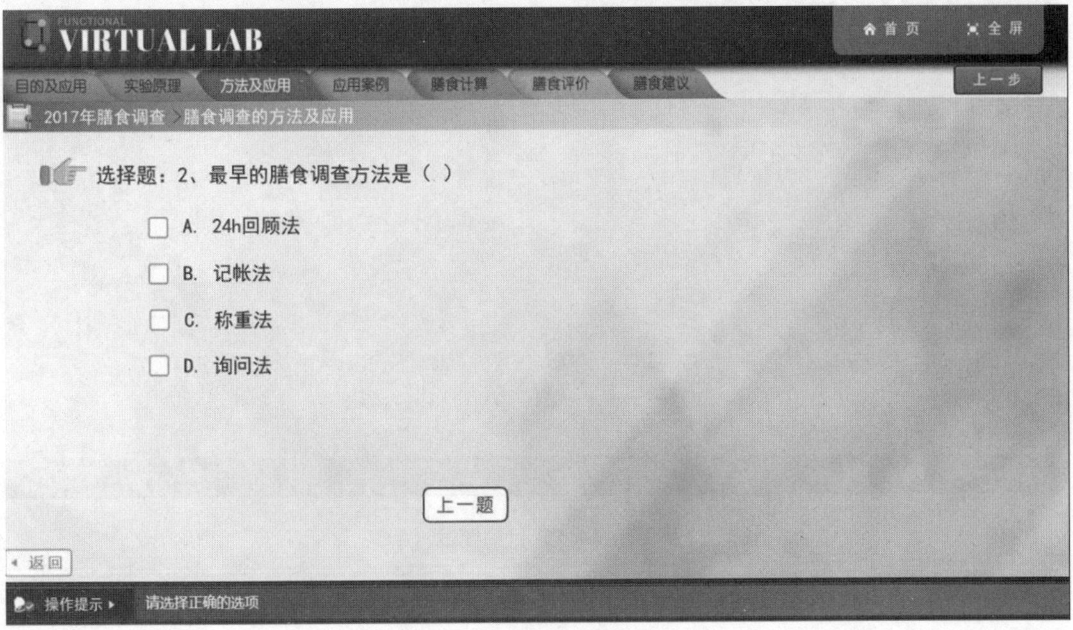

FUNCTIONAL
VIRTUAL LAB

目的及应用　实验原理　方法及应用　应用案例　膳食计算　膳食评价　膳食建议　　上一步

2017年膳食调查 > 膳食调查的方法及应用

👉 选择题：2、最早的膳食调查方法是（ ）

☐ A. 24h回顾法

☐ B. 记帐法

☐ C. 称重法

☐ D. 询问法

上一题

◀ 返回

▶ 操作提示 ▶ 请选择正确的选项

图 25 –12　题目的测试（2）

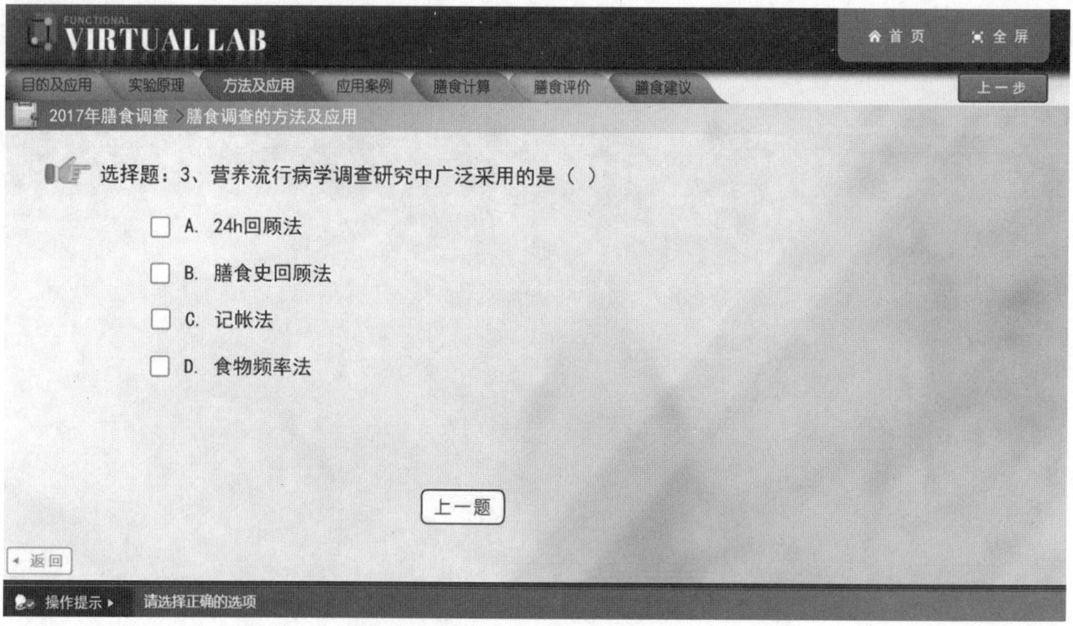

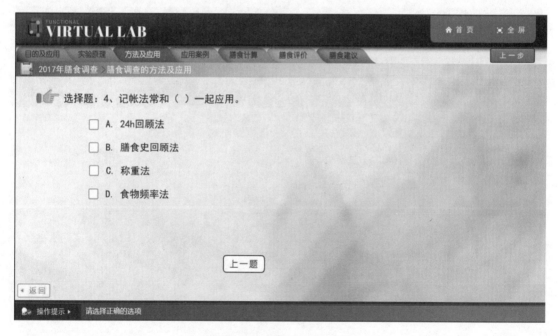

图 25 - 13　题目的测试（3）

图 25 - 14　题目的测试（4）

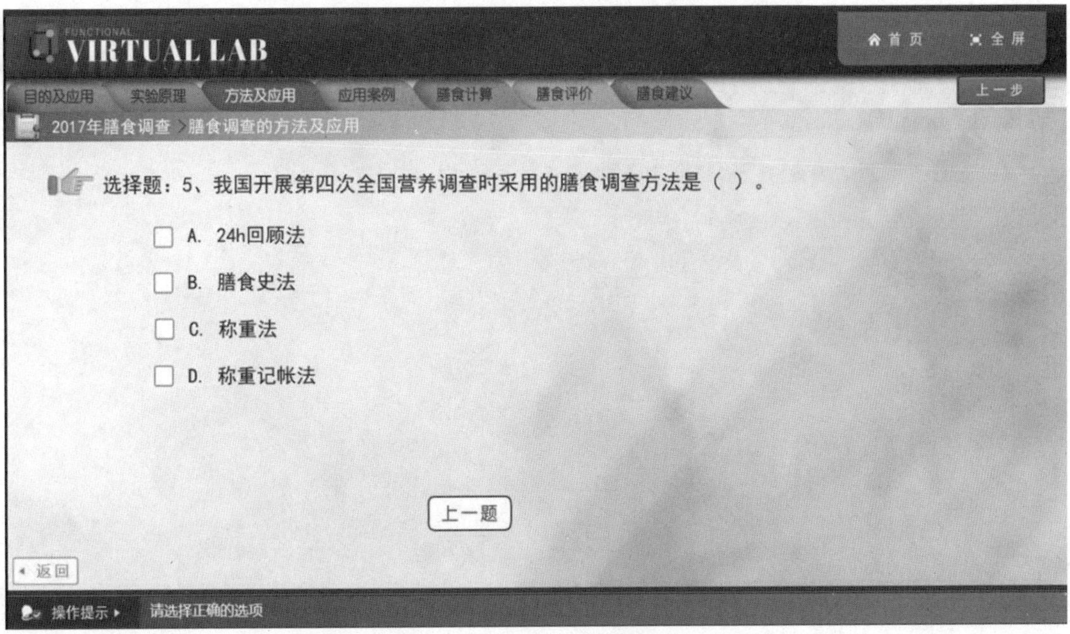

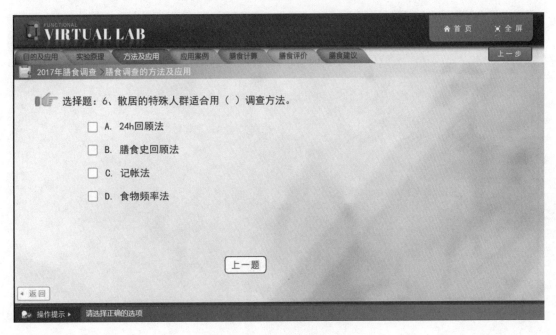

图 25 – 15　题目的测试（5）

图 25 – 16　题目的测试（6）

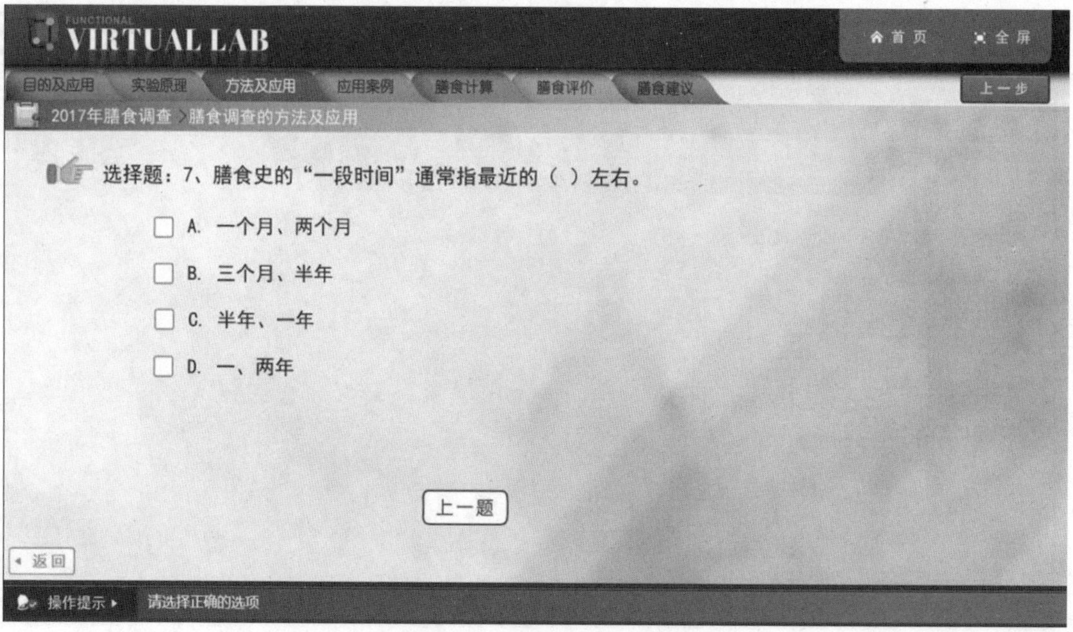

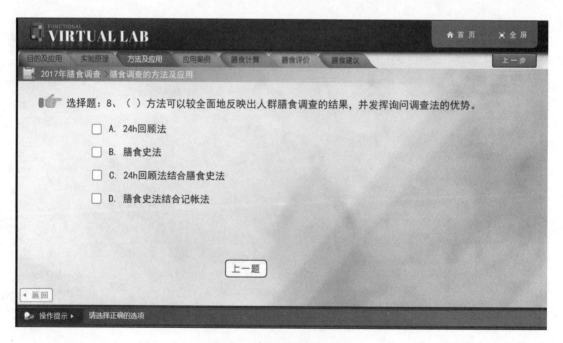

图 25 –17　题目的测试（7）

图 25 –18 题目的测试（8）

（12）完成题目后自动进入实验下一个内容——应用案例，如图 25 –19 所示。

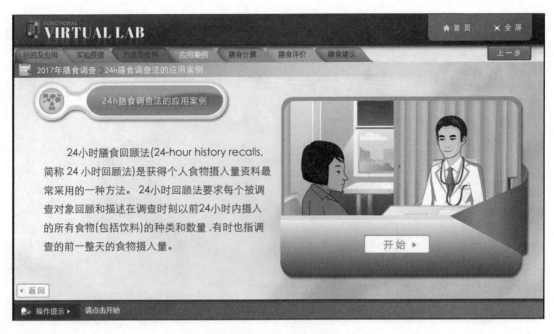

图 25 – 19　应用案例

（13）点击开始，再单击"了解了，继续"进入案例，如图 25 – 20 和图 25 – 21 所示。

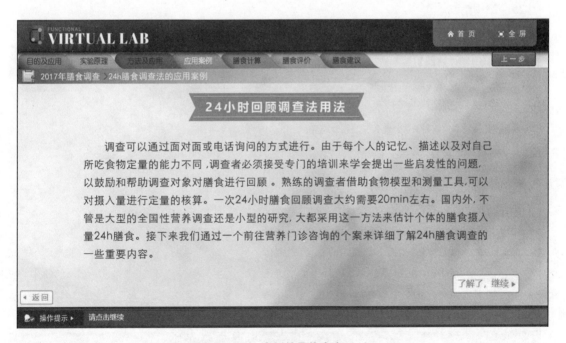

图 25 – 20　案例的具体内容（1）

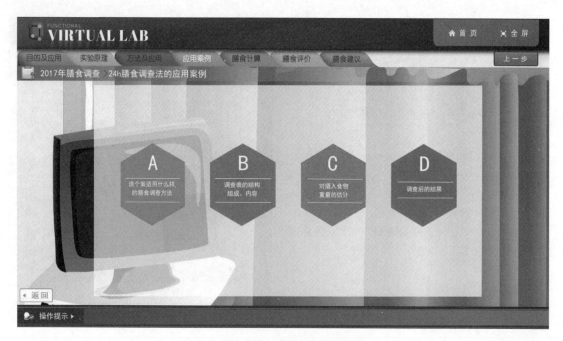

图 25 –21 案例的具体内容（2）

（14）点击选项 A 进入"该个案适用什么样的膳食调查方法"的学习，如图 25 – 22、图 25 – 23 所示。

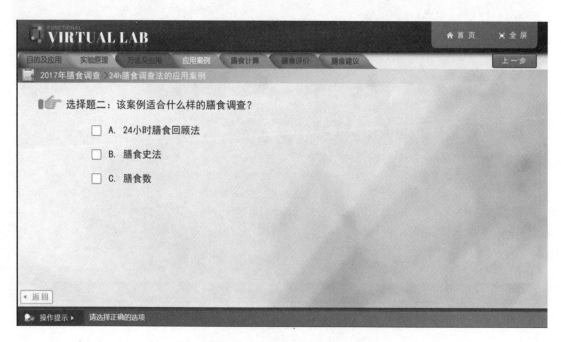

图 25 –22 案例的具体内容（3）

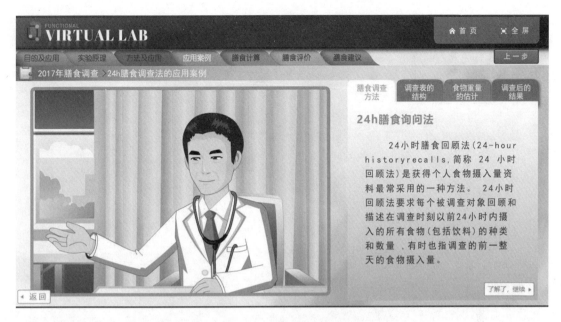

图 25 - 23 案例的具体内容（4）

（15）点击"了解了，继续"进入膳食结果计算的学习，如图 25 - 24 所示。

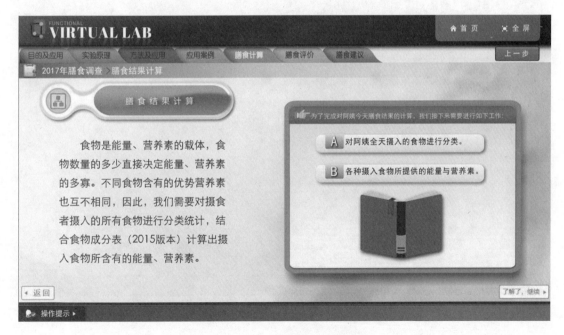

图 25 - 24 膳食结果计算界面

（16）点击"了解了，继续"，对阿姨全天摄入的食物进行分类，如图 25 - 25、图 25 - 26 所示。

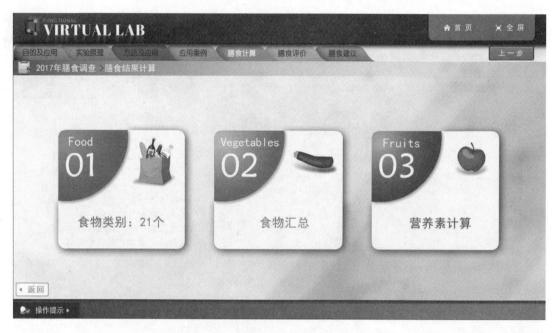

图25-25 膳食计算界面具体内容（1）

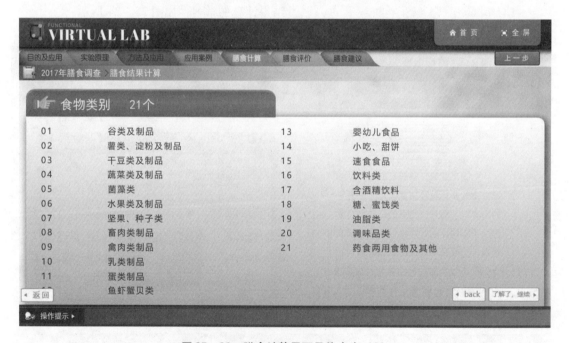

图25-26 膳食计算界面具体内容（2）

（17）根据食物类别对膳食计算出各种营养素的摄入量，如图25-27所示。

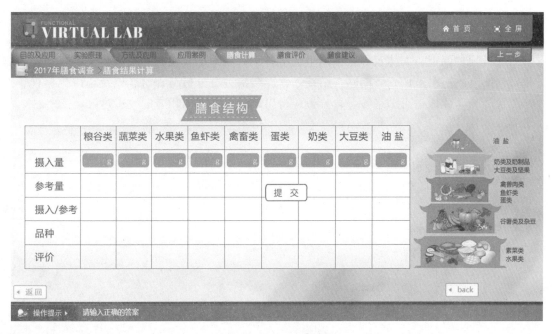

图 25 – 27　计算结果

（18）完成上述表格里各类别的摄入量之后，单击"了解了，继续"，进行下一个内容的学习，如图 25 – 28 所示。

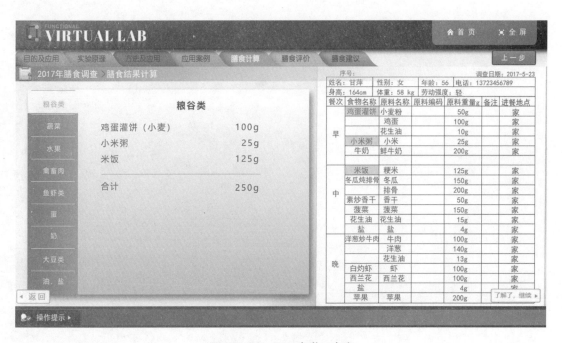

图 25 – 28　下一步学习内容

七、营养状况分析、评价和建议

通过膳食调查、人体营养水平的生化检验、营养不足或缺乏的临床体征检查和人体测量资料的分析，对被调查者的膳食结构、营养结构进行分析与评价，以及与生化检查、人体测量和临床体征检查结果等综合分析，得出结论，并提出相应的改进建议。

八、思考题

（1）营养调查包含哪些内容？

（2）回顾法、记账法、称重法各自的优缺点及应用范围是什么？

（3）选择膳食调查方法的影响因素有哪些？

（4）比较营养调查与营养检测有什么不同？

（夏　敏）

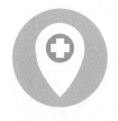

实验二十六 | 群体性食物中毒虚拟仿真实验系统软件

一、概述

群体性食物中毒是在一定时间的某一区域内，由于摄入含有有毒物质或被有毒物质污染的食物后，同时或先后出现3例以上临床症状及体征相同的患者。这类食物中毒通常具有暴发性、群体性、复杂性、共同性等特征。患者的临床表现一般以胃肠道症状为主，如恶心、呕吐、腹痛、腹泻等，并且他们通常都有进食同一种食物的经历。引起食物中毒的病因中细菌所占的比例最大，多见于肉类、鱼类、蛋奶类等动物性食品和剩饭、豆制品等植物性食品。

群体性食物中毒一般具有以下4个临床特点：①发病呈暴发性，潜伏期相对较短，短时间内出现大量相同症状的患者，且由于无传染性的原因，发病曲线表现为突然上升又快速下降的趋势；②患者的临床症状相似，以胃肠道症状居多；③病因与食物有关，多是由于患者都食用同一种食物所导致，当停止该食物的供应后中毒现象有所改善；④不具有传染性。

当群体性食物中毒发生后，应该及时开展流行病学调查和实施控制措施，在查明原因的同时要控制疾病的进一步发展。处置措施可以从以下3个方面进行：

（1）信息收集与报告：当中毒事件发生后，相关单位要及时收集病情相关信息，在规定时间内报告上级卫生行政部门和当地人民政府，与有关单位加强沟通，及时通报信息。

（2）现场调查：通过各部门现有资料、实地考察、访谈知情者和标本的采集与检测等方式获取疾病相关资料和信息，掌握群体性食物中毒事件发生后的状况，为病因的确定以及后续处理提供依据。

（3）食物中毒的防控：对患者的居所和用餐场所进行消毒处理，及时清除和处理垃圾、粪便。

二、实验设计思路

该虚拟仿真实验包含以下7个环节：①了解食物中毒发生过程；②食物中毒的报告流程；③物资准备；④现场调查；⑤样本采集；⑥消毒处理；⑦病因分析。其目的是让学生快速、直观地学习应对群体性食物中毒的处置方式。

三、实验目的

让学生掌握群体性食物中毒的处理方式，熟悉处理群体食物中毒的流程。

四、实验所需硬件软件环境

（一）硬件环境

1. 电脑

CPU 要求：建议采用 intel 酷睿 I3 2.6 赫兹及以上 CPU。内存要求：DDR3 4 GB 以上内容。显存要求：1 GB 以上显存。存储容量要求：系统盘可用空间 10 GB 及以上；

2. 微软 Surface 平板

CPU intel 凌动 z8700 及以上，4 GB 运行内存及以上，2 GB 以上硬盘空余储存空间；

3. 小米系列和昂达系统平板

CPU intel 凌动 z8500 及以上，2 GB 运行内存及以上，2 GB 以上硬盘空余储存空间。

（二）软件环境

1. Windows

要求在操作系统为 Win7 64 位或 Win8 64 位、Win10 64 位操作系统的电脑上运行。

2. 微软 Surface 平板

要求操作系统 Win7 32 位以上操作系统。

3. 小米系列和昂达系统平板

要求 Win8.1 操作系统。

（三）实验操作流程

1. 实验前准备

用浏览器打开相应网址，即可进入软件界面，如图 26－1 所示。点击"基础知识"可查看食物中毒相关法律法规，如图 26－2 所示。点击"开始实验"进入虚拟仿真实验室。

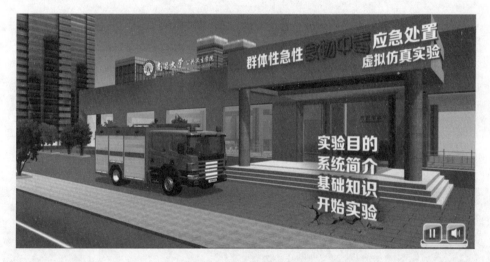

图 26－1　软件启始界面

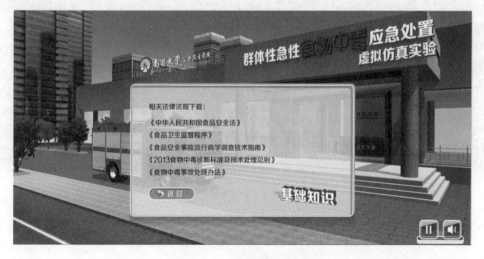

图 26－2　虚拟仿真实验室

2. 软件操作方法

（1）实验案例介绍及知识问答。

正式开始实验后，先观看一段动画了解食物中毒案例的发生过程，如图 26 - 3 所示，动画播放时有设置问题，需学生根据理论课学习内容作答，如图 26 - 4 所示。

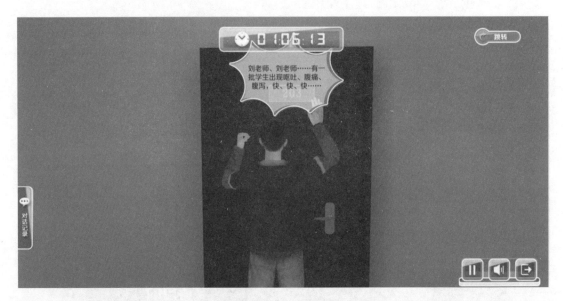

图 26 - 3　案例动画

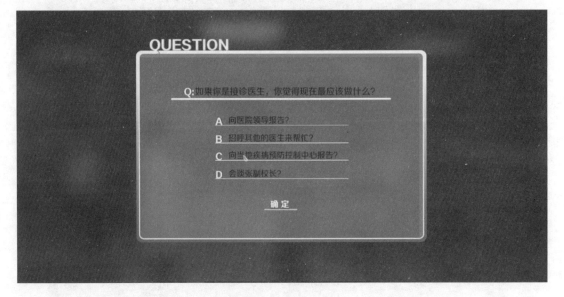

图 26 - 4　问题设置

动画结束后，出现突发食物中毒事件的报告流程总结，如图 26 - 5、图 26 - 6 所示。

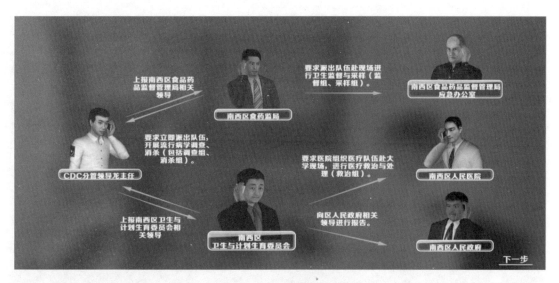

图 26 – 5　报告流程（1）

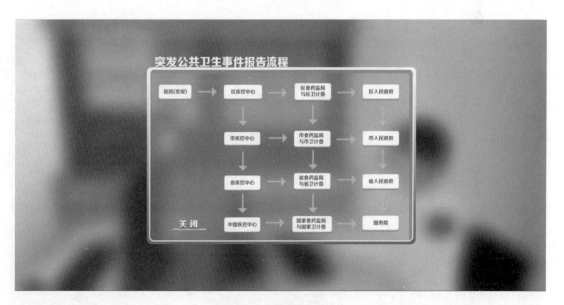

图 26 – 6　报告流程（2）

（2）物资准备。

接下来，依次为处理食物中毒的工作人员准备所需物品，根据不同组别的职责以及调查目的选择相应的物品，如图 26 – 7、图 26 – 8 所示。

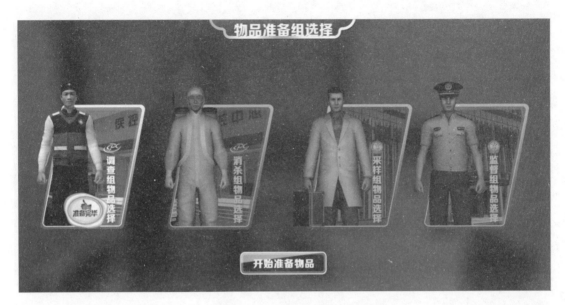

图 26 - 7 物品准备（1）

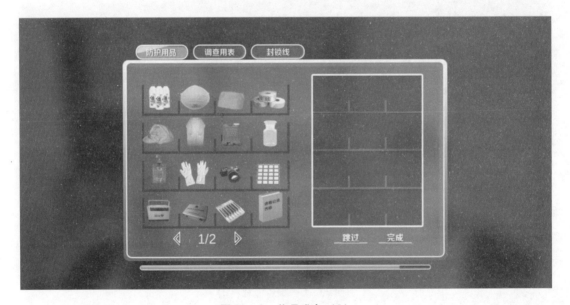

图 26 - 8 物品准备（2）

（3）调查处理。

开始对食物中毒案例进行处理，依次选择组别、地点完成调查、采样、消杀等工作，并回答相关问题，如图 26 - 9、图 26 - 10 所示。

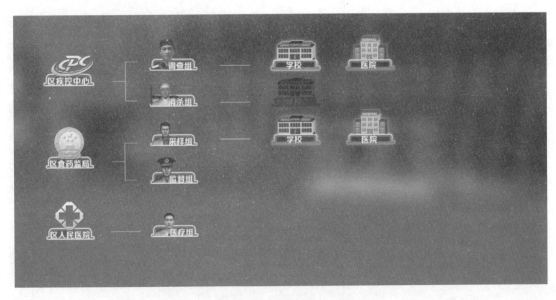

图 26 − 9　案例处理（1）

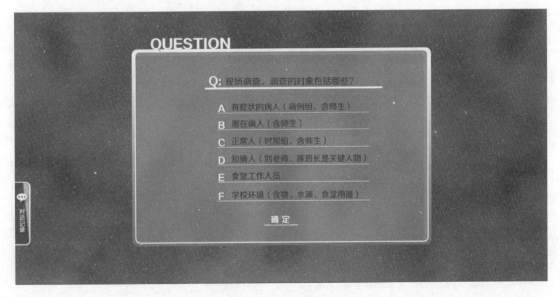

图 26 − 10　案例处理（2）

通操作过 WASD 键和点击拖动鼠标控制调查人员，完成学校、医院和食堂的调查、采样、消杀等工作。

1）调查。

点击需要调查的相关人员进行对话，如图 26 − 11、图 26 − 12 所示。

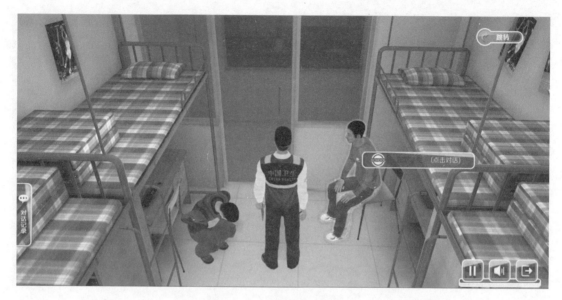

图26－11　调查相关人员（1）

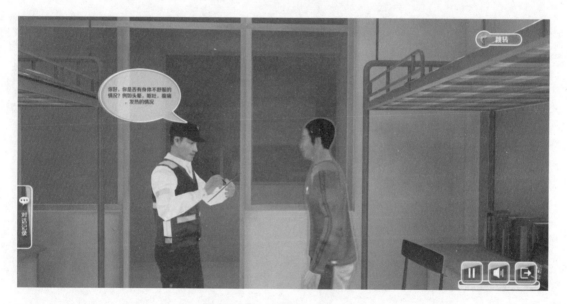

图26－12　调查相关人员（2）

2）采样。

点击需要采样的人员或物品收集样本，如图26－13至图26－15所示。

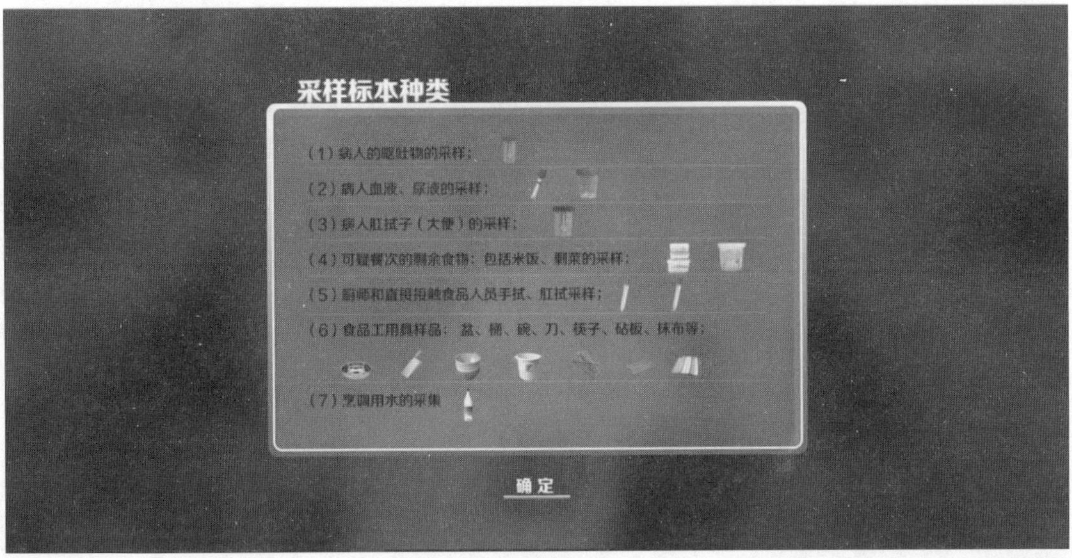

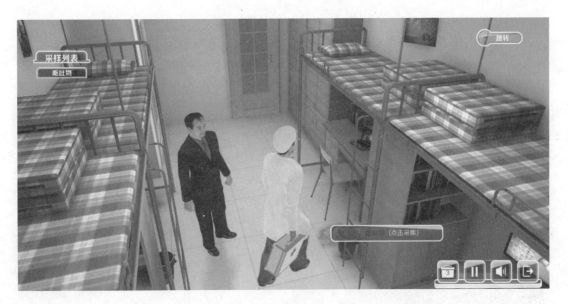

图 26 – 13　采集标本（1）

图 26 – 14　采集标本（2）

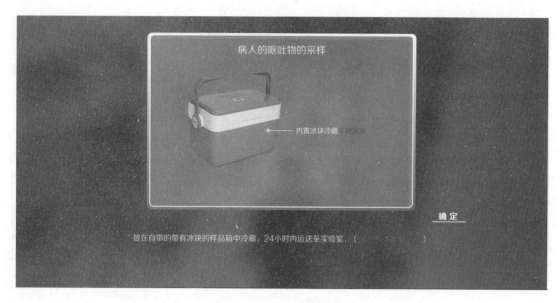

图 26 – 15　采集标本（3）

3）消毒。

对中毒患者的排泄物、相关物品和环境进行消毒处理，如图 26 – 16 所示。

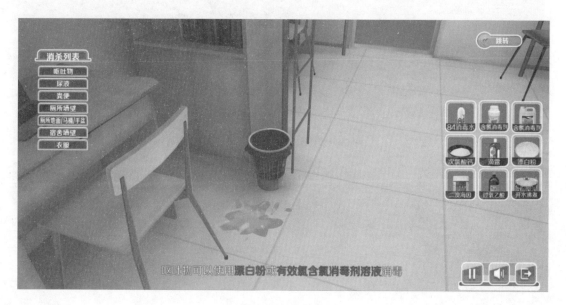

图 26 – 16　后续处理

4）对学校食堂进行调查采样。

询问相关工作人员，采集食物样品，如图 26 – 17、图 26 – 18 所示。

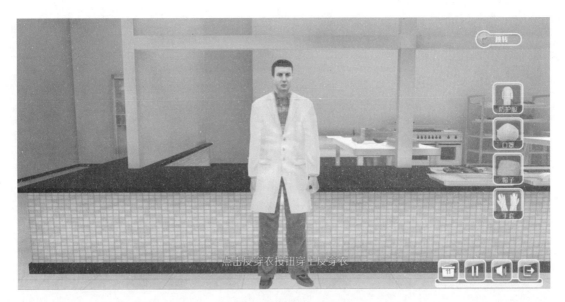

图26-17　询问工作人员

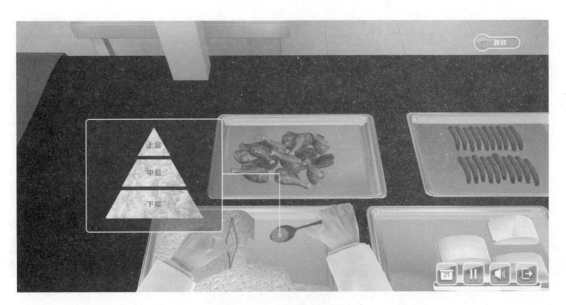

图26-18　采集食物样品

（4）病因分析。

结束以上工作后，对收集的结果进行汇总分析，逐步得出食物中毒的病因，如图26-19、图26-20所示。

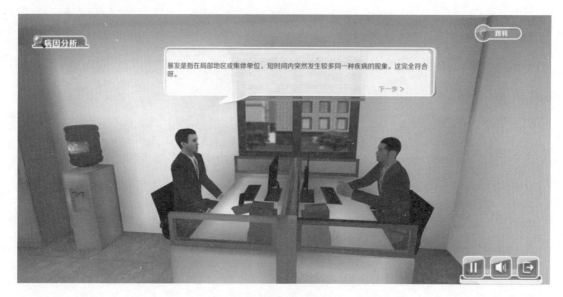

图 26 - 19　总结病因

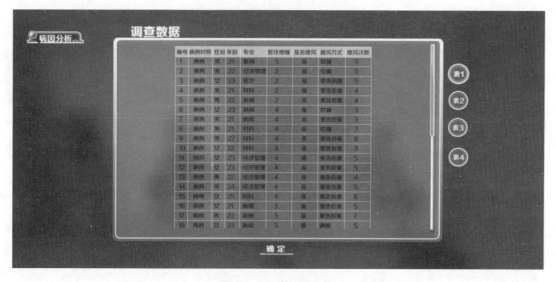

图 26 - 20　汇总结果

最后、对这次实验中的操作、答题的情况进行打分，如图 26 - 21 所示。

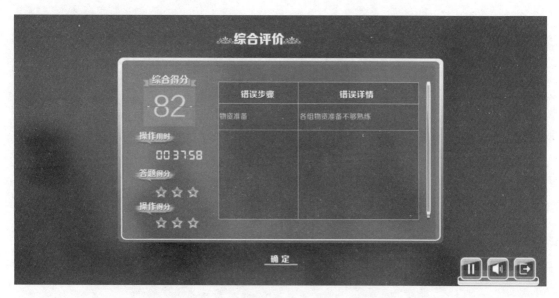

图 26-21　打分

五、思考题

（1）发生群体性食物中毒时应如何上报？

（2）现场的消毒处理中用到了哪些消毒剂？针对不同的物品和环境应该如何选择？

（3）食物中毒事件发生后，应采取什么措施预防类似事件再次发生？

（夏　敏）